気がつくと
自律神経が整う！

メンタルアップ文字トレ

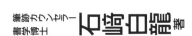

筆跡カウンセラー
書学博士
石崎白龍 著

順天堂大学
医学部教授
小林弘幸 監修

徳間書店

はじめに

石﨑白龍と申します。私は筆跡カウンセラーとして、これまでに10万人以上の方々の文字を診断してきました。

筆跡カウンセラーのベースとなる筆跡診断は、ヨーロッパやアメリカの大学では、カリキュラムにもなっている行動心理学です。

誰が書いたのかを分析する「筆跡鑑定」とは違いますし、美しい文字を習得するためのものでもありません。

筆跡カウンセラーは、その人の文字を見て、たとえば、ハネるべきところにハネがないといった場合には、「飽きっぽい」と診断して、「粘り強さを備えるよう、しっかりとハネを書きましょう」とアドバイスし、文字の改善＝その人の性格やメンタルの向上を促すことを仕事としています。

私の教室は、受験や入社試験を控えて、「集中力を高めたい」「あがり症を克服したい」という学生さん、「向上心や忍耐力を備えたい」というビジネスパーソン、不定愁訴に悩む更年期世代の女性など、メンタル改善、メンタル強化を望む方々の駆け込み寺のような存在になっています。

文字トレの効果は、おおよそ3カ月ほどで表れますが、そのあとも長く続ける方が多いです。

文字の癖を直すことで心の癖を改善する

２０２１年に徳間書店より出版した、高齢者の文字から認知症を発見、予防、改善するためのドリル、『書くだけで発見・予防・改善！　さよなら認知症文字トレ』は、おかげさまで、多くの方々に関心を寄せていただき、版を重ねています。

高齢者の方々に喜んでいただけたばかりか、ご家庭や施設で介護する立場のみなさまから、「今度はぜひ、メンタルがアップする文字トレのドリルを出してください」という声が多数寄せられました。

こうして生まれた本書は、私が20年以上にわたり研究を重ねて確立した〝石﨑白龍メソッド（文字の癖と心理状態を分析してまとめたもの）〟を、ご自宅で実践していただけるよう、できるだけわかりやすく解説し、構成したドリルです。

トレーニングを繰り返すことで、「やる気が出ない」「意志が弱い」「落ち込みやすい」「自信がない」「イライラする」といった、多くの方が抱えるメンタルの症状を改善することに重きをおいています。

自分の文字から自分を知る

周知のように、現代人の誰もがストレスを抱えています。私もそうですが、中高年世代の多くが社会の急激な変化についていけないと焦りを募らせています。

働き盛りの人は競争社会のなかで常に戦うことを強いられ、息をつく間もありません。家庭の主婦にしても、子育て中のお母さんにしても、目が回るような忙しさに追われ、ゆったりと暮らすことができずにいるのではないでしょうか。

身体と心は連動しているため、肉体的な不具合は精神面にも影響を及ぼします。ところが、キレやすい、イライラが抑えられない、ハラハラしてばかりいるといった悩みを抱えている方の多くが、自分の精神的な弱さを責めた挙句、無理を重ねてしまいがちです。

逆に、精神的なストレスが肉体に影響し、ダルい、疲れやすい、眠れないといった症状を引き起こすこともありますが、心が疲弊していることに気づいていないケースが目立ちます。

しかしながら、文字は正直です。書いた文字を見れば、心理状態は一目瞭然です。文字から客観的に自分を見つめ、さまざまな気づきを得ることができれば、あとは改善するのみです。いつからだって遅くはないのです。

自律神経の第一人者を監修に迎えて

アフターコロナのなか、ストレス社会は深刻化しています。感染の恐怖や不安に加え、職場環境や家族との向き合い方が一変しました。閉塞感や経済的不安に押しつぶされそうになっている方もおられることでしょう。

新型コロナ以降、自律神経失調症という病名を頻繁に耳にするようになりましたが、もとより文字を書くという行為は瞑想に通じていて、自律神経を整える効果があるのです。

そこで、自律神経の第一人者である小林弘幸先生に監修をお願いしたところ、快くお引き受けくださり、たくさんのアドバイスを頂戴することができました。

対談では文字を書くことの大切さにふれ、第2章では、文字で自律神経を整えるための心構えについてもお伝えしています。

本書は、みなさまの人生が心豊かなものになることを願いながら上梓しました。忙しい毎日を送るなかで、文字を書いて心を静め、心を改善するという習慣を身につけていただけましたら幸いです。

石崎《いしざき》白龍《はくりゅう》

目次

はじめに 2

第1章 メンタルアップ文字トレ 対談編 9

石崎白龍×小林弘幸
なぜ文字を書くと自律神経が整うのか

第2章 メンタルアップ文字トレ 理論編 23

なぜ文字トレはメンタルをアップさせるのか

自律神経が整う文字トレのポイント 24
自律神経が整うことで得られるメリット 28
メンタルアップ文字トレの実践ポイント 30
実践編ページの活用方法 34

第3章 メンタルアップ文字トレ 実践編 35

メンタルが整う平安朝の万葉仮名トレ

い 36
ろ 37
は 38
に 39
ほ 40
へ 41
と 44
ち 45
り 46
ぬ 40
る 48
を 49
わ 52
か 53
よ 54
た 55
れ 56
そ 57
つ 60
ね 61
な 62
ら 63
む 64
う 65
ゐ 68
の 69
お 70
く 71
や 72
ま 73
け 76
ふ 77
こ 78
え 79
て 80

あ 81
さ 84
き 85
ゆ 86
め 87
み 88
し 89
ゑ 92
ひ 93
も 94
せ 95
す 96
ん 97

第4章 メンタルアップ文字トレ 応用編 115

さらにメンタルが磨かれる世界の名言

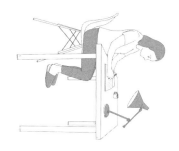

メンタルアップ文字トレ **対談編**

石崎白龍×小林弘幸

なぜ文字を書くと自律神経が整うのか

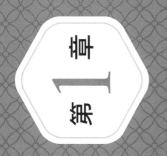

第1章

文字を書くことはメンタル強化につながる

石﨑　小林先生は自律神経の第一人者としてご活躍ですが、腸のスペシャリストとしても、つとに有名で、私の周囲にも先生が考案なさった「長生き味噌汁」を毎朝飲んでいるという人がたくさんいます。

小林　腸と自律神経は密接な関係にあるので、「長生き味噌汁」も自律神経を整えるための方法の一つとして開発したのです。それ以外にも、自律神経を整えるための睡眠法や呼吸法、音楽、塗り絵などを推奨してきましたが、今回、監修のお話をいただき、「文字トレという方法もあったか」と思いました。

石﨑　ありがとうございます。

小林　自律神経の話以前に、私は文字を書くことが好きというか……。自分でいうのもなんですが、文字には自信があるのです（笑）。

石﨑　そうでしたか。

小林　両親が小学校の教員だったこともあって、幼いころから文字を書くことに関して、厳しく育てられました。とくに母はスパルタで、「もっと、ゆっくりと丁寧に書きなさい」と何度もやり直しをさせられ、私は泣きながら書初めを書いたのを覚えています。でも、そのおかげでメンタルが強化されたように思うのです。ゆっくり書くと緊張感が生まれますが、この緊張感を克服するためには、心の平静を保つ強さが求められます。

石崎　私は文字改善によって成績アップを目指すお子さんの指導にあたっていますが、テストの本番に弱いと悩んでいる子どもの多くが、文字を書く速度が速いのです。逆にメンタルが強く、度胸が据わっている子どもはゆっくりと文字を書くのが特徴です。

小林　ゆっくり書くから心が安定するのか、心が安定しているからゆっくりと書くことができるのか。そこは〝鶏と卵〟の関係性だという気もしますが、いずれにしても、文字を書くという行為が心に良い影響を与えるのは確かなことだといえるでしょう。

文字は体を表す

石崎　心と文字は因果関係にあって、文字がブレないと心もブレないといえますが、筆跡カウンセラーとしての私自身の原点には、心がブレると文字がブレるのだという発見がありました。

小林　興味深いですねぇ。

石崎　私は幼いころから書道を習い始め、20代で子どもを対象にした書道教室を始めました。定期的に子どもの文字を見ているうちに、日によって文字が違うことに気づいたのです。乱れた文字を書くようになった子に「学校で誰かと喧嘩したの？」と聞いたり、筆圧が極端に弱くなった子に「家でお母さんにしかられたのかな？」と声をかけたりすると、子どもたちは一様に、「先生、どうしてわかるの？」と、百発百中でした。

小林　へぇ、すごいものですね。

石﨑　これは偶然ではないと考えていた矢先に、かつて書道を教えていただいた恩師であり、筆跡診断の草分け的存在である、森岡恒舟先生と再会する機会がありました。そのときに森岡先生から、「文字には、その人の性格や心理状態が表れる」というお話を伺い、すとんと腑に落ちました。そのことがきっかけで、筆跡診断士の道を歩むようになったのです。

小林　昔から「文字は体を表す」、つまり、その人の性格を表すといいますが、おそらく真実でしょう。私は、試験の添削を通してそのことを実感しています。解答に自信のない学生は筆圧が弱くて心もとない文字を、自信のある学生はしっかりとした文字を書く傾向にあるということを発見したのです。

石﨑　先生も筆跡カウンセラーになれそうですね。

小林　いやいや。ただ、人の文字を多く見ることによって培われる勘のようなものがあるのではないかとは思います。石﨑先生は20年以上にわたって筆跡カウンセラーをしてこられたということですが、どれくらいの人数の方の文字を見て研究してきたのですか？

石﨑　述べ人数ですが、10万人以上になると思います。途中から大人の文字の改善指導もするようになりました。子どもと大人では、同じ文字の癖であっても心理状態が異なるのですが、それは社会性の違いだと分析しています。

筆跡診断で着目するのは文字の癖

小林　人が文字を書くことは遺伝子に組み込まれているといわれていますが、あらためて考えてみると神秘的ですね。これは私の個人的な見解ですが、文字の上手い下手は、走るのが速い人と遅い人がいるのと同様に遺伝的な要素が大きいのではないでしょうか。文字の上手い人は幼いころから上手いですよね。

石﨑　そうですね。ただし、下手であっても練習することによって、ある程度までは上達すると思います。

小林　私の場合は父が達筆なのです。92歳になるいまも、お寺から卒塔婆の文字を書いてほしいと依頼を受けてやっているほどで。プラス、母の英才教育もありました。あれだけ口うるさく「ゆっくりと丁寧に！」と言われたら、否が応でも集中します。集中しないとバランスのいい文字が書けないのだということを学びました。

石崎　文字はバランスが命ですから。

小林　その一方で、文字は魂を込めて書くことが大切なのかなという気もするのです。思いを込めて書けば、汚い文字でも立派に見えるというか……。筆跡診断においては、文字が綺麗かどうかは関係ないのではありませんか？

石崎　そうなのです。筆跡を診るうえで着目するのは、先ほど先生がおっしゃっていたように、筆圧、それからハネるべきところをハネているか、閉じるべきところを閉じているかといった、その人の文字の癖です。

小林　無意識に書いている文字に心理模様が表れるとしたら、ちょっと怖いような気もしますが、自分を見つめ直すきっかけになるという意味で有意義なことですね。

文字を書くことと自律神経の関係性

石崎　生徒さんのなかには、集中力アップを目的に文字改善をしたいというバイオリストなどの演奏家や、ゴルファーといったスポーツ選手もいます。そうした方々は自分の弱点に気づいているわけですが、私は文字改善を通して集中力を高めることができると確信しています。

小林　集中力が高まれば確実にパフォーマンスが上がりますから、実力を最大限に発揮するためには非常に大切なことです。ところで、集中力があるかどうかは文字のどこを見て判断なさるのですか？

石﨑　たとえば、「中」という文字の縦線がまっすぐ中央に書けているかどうかでわかります。

小林　書けていない場合には「まっすぐ中央に書くようにしましょう」と促し、文字改善をしていくのですか？

石﨑　はい、つまりお手本と同じように書けるかどうかが大切です。「お手本に忠実に書いてください」とお伝えしても、なかなかうまくいきません。そのときは正しく書けても、すぐに戻ってしまいます。

小林　ネガティブ思考といった思い癖と同じですね。

石﨑　もう一つ、「ゆっくりと丁寧に」が私の口癖のようになっています。

小林　私の母と同じセリフですね（笑）。

石﨑　そうです。お母様は素晴らしい指導者でいらしたと思いますし、実践できた先生は天才ですね。「ゆっくりと丁寧に」と指導しても、すぐにできる人はほとんどいません。パッパッパッと書いてしまうので、縦線が曲がったり、左右のどちらかにズレてしまったりするのです。

小林　文字に限らず、スピード社会に生きている現代人は「ゆっくりと丁寧に」が苦手なのです。なんだってゆっくりやれば、深い呼吸になって集中力が生まれるのに、いつも気持ちが急いていて呼吸が浅い。すると、自律神経が乱れてしまい、疲れやすい、ぐっすり眠れないといった症状に見舞われます。

石崎　ああ、なるほど。

小林　肉体的な疲労感があると、鬱々としたり、イライラしたりといったことが起こりがちです。こうなると生活に支障をきたすばかりか、人間関係も悪化して生きづらさを覚えるようになってしまうでしょう。

自律神経の乱れは避けられない

石崎　自律神経を整えるというのは大切なことなのですね。

小林　自律神経というのは、脳と心臓や内臓といった臓器をつないでいる神経のことで、体中を巡る血流をコントロールする役目を担っています。無意識のうちに働いてくれているわけですが、私たちが生きていけるのは、自律神経が24時間、３６５日休むことなく働いてくれているからなのです。

石崎　自律神経が乱れるというのは？

小林　自律神経は交感神経と副交感神経から構成されているのですが、車にたとえれば、交感神経はアクセルで副交感神経はブレーキ。交感神経は運動時などの興奮したときに活発になるのに対して、副交感神経は体がリラックスしているときに強く働きます。健康な人の自律神経は、昼間は交感神経が優位に働き、夜は副交感神経が優位に働くといった具合に、両者がうまくバランスをとっていますが、このバランスが崩れると自律神経失調症になってしまうのです。

石崎　小林先生の書かれた本に注目が集まるというのは、それだけ自律神経失調症で悩んでおられる方が多いということだと思うのですが。

小林　自律神経が乱れていない人はほとんどいないでしょう。

石崎　えっ！

小林　自律神経というのは、少しのことで簡単に乱れてしまうのですよ。ですから、乱れないようにするというのは無駄な抵抗。大切なのは、乱れたときにどう整えるかということなのです。

文字には感情の乱れがハッキリと現れる

石崎　私は先生が考案なさった「3行日記」に関する本を拝読して、これはすごいと感銘を受けました。

小林　いまの心の状態を客観的に見るための時間を、意識的にもちましょうという提案です。眠る前に1日を振り返り、「悪かったこと」「よかったこと」「明日の目標」を書くのですが、この3行を書くだけで、悪かったことは反省し、さらによかったことに感謝し、明日も頑張るぞと誓いを立てれば、それだけで心が落ち着き、自律神経が整って、良質な眠りにつくことができるのです。

石﨑　パソコンに打ち込むのではなく、手書きで日記をつけることを推奨しておられることにも感動しました。日頃から「ペンで文字を書きましょう！」と呼びかけている私としましては、「我が意を得たり」とばかりに嬉しく思いました。

小林　パソコンに文字を打ち込むのは、資料を作成したり、原稿を書いたりするときには便利なのですが、日記には不向きだと思います。手書きの場合、内容を整理しながら書くので内観につながるのです。

石﨑　先生も3行日記を実践なさっておられるそうですね。

小林　学生時代からずっと続けています。イギリスに留学していたときに、いつも冷静な教授が手帳に3行日記をつけていることを知って、真似してみたというのが原点です。慣れない土地で、勉強もハードだし、ストレスフルだったのですが、「明日の目標」を書き込むころにはトキメキを感じるようになりました。当時は、自律神経を整える方法だという認識はなかったのですが、画期的な意欲回復法だと思いました。

石﨑　日記をつけていると、日によって文字が違うと気づくことがあるのではありませんか？

小林　たしかに、文字には感情の乱れが表れますね。理不尽なことがあった日は、心がザワザワしているわけです。すると文字も乱れてしまう。私は万年筆にインクをつけて書くのが習慣ですが、一連の作業をしながら書いているうちに、心が落ち着きを取り戻すのを感じます。

文字を書くことで自律神経が整う

石﨑　つまり、ペンで文字を書くことによって自律神経が整うと。

小林　ええ。たとえば塗り絵は、余計なことを考えず「色を塗る」ことだけに集中するため、自然と深い呼吸になって自律神経を整えるのですが、文字を書くことにも同じ効果が期待できます。

石﨑　写経も、一文字一文字に想いを込めながら書いていくなかで無の境地になり、写経をしているあいだは浮世から離れることができますね。

小林　別の世界へ飛ぶことが大切なのです。いつの世も、生きていくのは楽ではないと思います。家庭環境に悩み、受験に悩み、仕事のことで悩み、恋愛に悩み、家族のことで悩み、金銭問題に悩み、体調不良に悩み、親の介護問題に悩み、老後問題に悩み、死別の苦しみに悩み……。誰の人生もままならないことの連続だといえるのですが、どんなに悩んでも問題は解決しない。ただ、別の世界へ意識を移し、翼を休めることならできるのです。

石﨑　心の休息時間を設けて自律神経を整えれば、頑張ろうという意欲が湧いてきそうです。

小林　湧いてくるんですよ。最近注目されているマインドフルネスは、「いまここ」に集中している心のあり方ですが、文字を書くことはまさにマインドフルネスだと思います。ポイントは呼吸です。私はスポーツドクターもしていますが、一流のスポーツ選手はどうすれば呼吸が整うのか、自分なりの方法をもっています。

石﨑　普段の教室では、小筆で文字の練習をすることと仮名文字を書くことを推奨しているのですが、いずれも呼吸がポイントなのです。小筆で終筆をスーッと伸ばしながらフーッと息を吐くよう指導しています。

小林　あえて仮名文字を書くというのも斬新な提案ですね。

石﨑　漢字は角ばっているのでパッパと機械的に書いてしまいがちですが、ひらがなは丸みがあるので呼吸の調整を意識して書く必要が生じます。

小林　なるほど。私はリズム感も大切だと思います。自分のなかの一定のリズムで文字を書いていると、いわゆるゾーンに入った感覚を覚えます。ほかのことをいっさい忘れて書くことに没頭する。これを習慣化すれば、ストレス社会を乗り切るための強い武器を備えたようなものです。

文字トレで生きづらさを克服しよう！

石崎　筆跡診断は行動心理学という位置づけで、認知行動療法は精神療法の一つといわれています。たとえば「偏」と「旁」の間隔が詰まっていたら心が追い詰められていると考える、といった具合に診断するのですが、先生の率直なご意見を聞かせてください。

小林　私は精神科の専門医ではないので、筆跡診断と心理について医学的な見解を述べる立場ではないというのが正直なところです。ただ、個人的には、文字は人間の症状の一つであると感じます。急いでいると文字が乱れる、お腹が痛いと上手く文字を書くことができないと聞けば、誰だって納得するのではないでしょうか。

石崎　文字に表れる症状に敏感になっていただきたいのです。アフターコロナでは、感染の恐怖や経済的な不安、閉塞感や孤独から深刻な精神状態の人が増えたと報じられていますが、心配ですね。

小林　残念なことに自殺者が増加しています。新型コロナの最大の弊害は、自律神経失調症の増幅化、症状の深刻化にあるといえるでしょう。実際、私の勤務する病院でも、最初の緊急事態宣言が発令された直後から患者さんの問い合わせがグンと増え、予約は数年待ちの状態です。

石崎　そんなにたくさんの方が苦しんでおられるとは……。

小林　病院にかかるところまではいかないけれど、何かがおかしいと感じている人もたくさんいるはずです。いずれにしても、早急に対処する必要があります。文字トレで自律神経を整えるというのは画期的な提案だといえるでしょう。

石崎　ありがとうございます。自律神経が乱れているという発想のないまま、自分の精神的な弱さを責めたり、無理をして自分を追い詰めたりしている人もいるのではないかと思うのです。

小林　いるでしょうね。その意味でいえば、本書は読者が自分のことを把握できる。言い換えれば、本書は文字を通して気づきを与えるという役目を担っているといえるかもしれません。それこそが改善の第一歩なのです。

石崎　生きづらさを克服し、笑顔で生きるために本書を活用していただけたらと願ってやみません。

メンタルアップ文字トレ　理論編

第2章

なぜ文字トレはメンタルをアップさせるのか

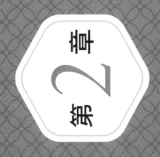

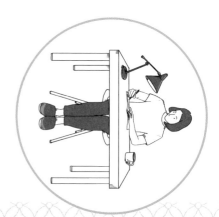

自律神経が整う 文字トレのポイント

姿勢を正し、お手本を見て、ゆっくりと丁寧に

　姿勢は、自律神経と密接な関係にあるということを、まずは認識してください。

　私たちの体は、呼吸を通して肺の毛細血管から取り込まれた酸素内の赤血球の働きによって平常な状態を保っています。

　姿勢が悪いと胸部や腹部が圧迫され、取り込まれる酸素量が少なくなるため、体が緊張したままになります。

　つまり、交感神経優位の状態が続いてしまうのです。

　忙しいとき、心に余裕がないなと感じるときほど、背筋を伸ばしましょう。とくに文字を書くときは、頬杖をつくのも、脚を組むのもやめて、まっすぐに座ることを心がけてください。

　字の上手い下手は関係ありません。姿勢を正し、お手本をしっかりと見てゆっくりと丁寧に書いた文字には、おのずと「力」が宿ります。

そして、毎日、力の宿りを実感すれば、おのずと自律神経が整っていきます。

呼吸を整え、リラックスして、リズムよく書く

呼吸を整えると、おのずと自律神経が整います。

いかに深い呼吸をするかが鍵です。

ですから、いきなり文字を書き始めるのではなく、まずは、深い呼吸で気持ちを落ち着かせることから始めましょう。

目を閉じて4秒かけて鼻から息を吸い込み、4秒溜めて、8秒かけて口からスーッと息を吐き出します。

深い呼吸には、副交感神経の働きを高める効果があります。酸素が体中に取り込まれ、血管が広がって血圧が下がり、血流が巡ることで心身がリラックス状態になります。

準備が整ったら、ペンを持って文字を書き始めましょう。感情が入ると話すスピードが速くなってしまいますが、書くときも同じです。

余計なことは考えず、「いまここ」に集中し、リズムよく書いてください。

書き終えたときのスッキリした気分を一度体現すると、それだけで希望が湧いてくるでしょう。

自律神経を整えやすいインクの色

書きやすいペンを選びましょう。どんどん文字を書きたくなるような、相性のいいペンがあるはずです。意図的に、定期的にペンを変えて気分転換を図ることもお勧めです。

また、自律神経を整えるためにインクの色にこだわるのも一案です。

赤は交感神経を刺激する働きがあり、青は副交感神経を刺激する働きがあるなど、色が心に及ぼす影響は少なくありません。黒もいいのですが、文字を書くことで心を落ち着かせたいなら、青のインクがお勧めです。

毎日10分、続けていくことが大切

毎日、いろいろなことが起こります。しかも、自律神経はほんの少しの変化で簡単に乱れてしまうという特質があります。

自律神経は変化が嫌いなので、悪い出来事だけでなく、知らない場所へ出かけたり、知らない人と会ったり、結婚や栄転による引っ越しなどによっても乱れてしまいます。

その日に乱れた自律神経はその日のうちに整え、身体をリセットするようにしましょう。

文字を書くのは１日10分で充分です。それ以上続けても、疲れてしまったら本末転倒です。長い時間、ダラダラと書くのではなく、集中して、少しずつでも、毎日、続けることが大切なのです。是非、習慣化することを目指してください。

よい言葉を書くことでダブル効果を得る

言葉には「言霊」といって、力があるといわれています。

これは真理で、たとえば「ありがとう」は、言われた人はもちろん、言った人も嬉しい気持ちになる魔法の言葉です。自律神経を整えるためには、とても有効的な言葉です。

そこで勇気の出る言葉、希望が湧いてくる言葉、きれいな景色が浮かんでくるような言葉、心が温かくなるような懐かしい言葉などを選んで書いてみましょう。

ちなみに、私は「闇深ければ暁近し」という言葉が好きで、ピンチのときにこの言葉を書くことで幾度も救われてきました。

書くためには、脳の海馬という器官から記憶を引っ張り出してくる必要があるのですが、同時に、思い出した言葉を強く心に刻むという作用が起こります。

書くことで自律神経を整え、言霊の力で自律神経によい影響を与えましょう。

自律神経が整うことで得られるメリット

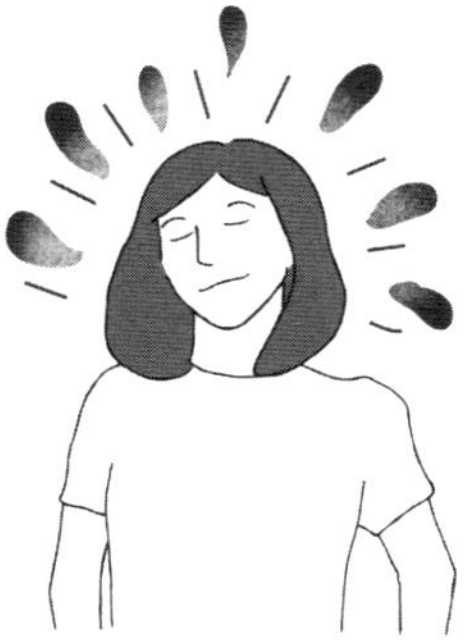

① ストレスが解消される！

副交感神経の働きが低下し、交感神経が過敏になると、イライラ状態になります。メンタルアップ文字トレで、呼吸を整えていけば、リラックス状態になり、ストレスも解消されます。

② 免疫力がアップする！

自律神経のバランスが整うことで、免疫をコントロールする血液中の白血球のバランスもよくなり、活性化していきます。その結果、ウイルスや細菌を寄せつけにくい体質に変わっていきます。

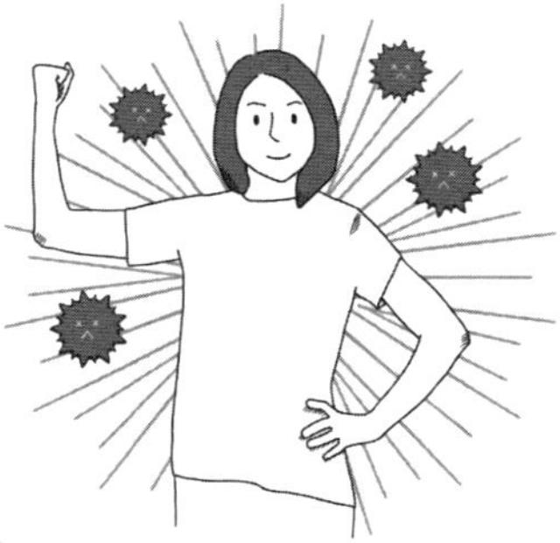

③ ぐっすり眠ることができる！

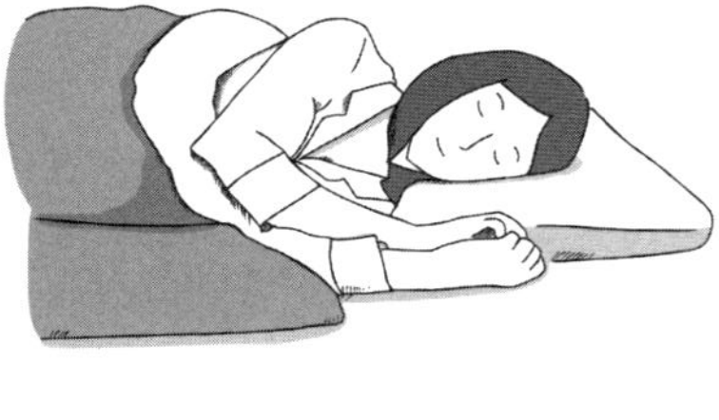

睡眠ホルモンといわれる「メラトニン」が正常に分泌されるようになります。すると、夜になると心拍数や血圧を下げてくれて、自然な睡眠へと導かれるようになります。

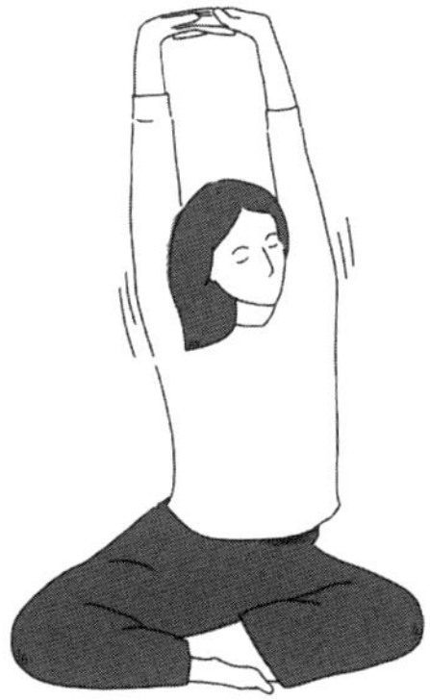

④ 疲労回復が促進される！

全身の血流がよくなることで、必要な栄養素や酸素が細胞により届くようになります。また、新陳代謝が促進され、体内に溜まった疲労物質をよりスムーズに排出できるようになります。

⑤ 体が温かくなる！

血流には、熱を全身に運ぶ役割もあります。自律神経が整っていくと、心臓から遠い末端の血管まで血液が届くようになり、冷え性が改善して、体が温かくなります。

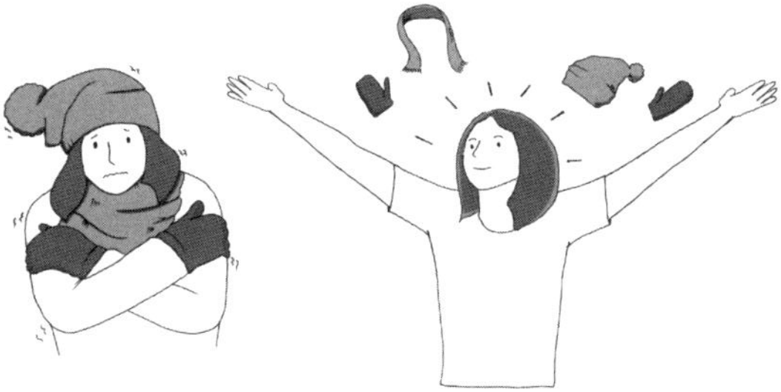

⑥ 心身がスッキリする！

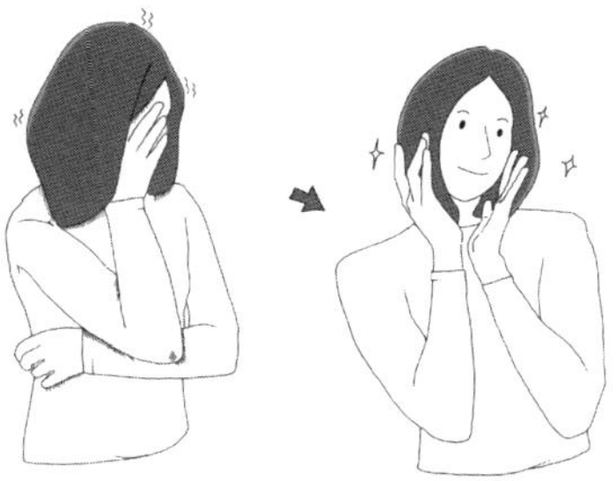

モヤモヤした気分をリセットするためには、新しいことや刺激的なことに挑戦するのがいちばんです。また、ルーティーンを決め、淡々とこなすことで、小さな達成感を積み重ねることができます。その結果、生きる意欲も湧いてきます。

メンタルアップ文字トレの実践ポイント

ペン選びのポイント

本書では、ボールペンを使用することを、推奨しています。
いつも使い慣れているボールペンであればよいのですが、安定感のある文字を書くためには、ゴムや樹脂などのすべり止め効果のあるグリップつきのペンをお勧めします。
また、文字トレには、線が細いペンは不向きです。0・7ミリメートル芯を選ぶとよいでしょう。
私が推奨するのは、ゼブラの「SARASA 内側（サラサ）」。滑らかな書き味で、発色に優れたジェルボールペンのボール径0・7ミリメートルです。

ボールペンの持ち方

❶ ペン先から2センチメートル程度のところを持つようにしてください。ペ

ン先をギュッと握ってしまうと、曲線がうまく書けません。グルグルと円を描き、しなやかに書ける持ち方が理想的です。

❷ ボールペンを持つときは、親指と人差し指でつまみ、中指で支えるようにしてください。薬指と小指は内側に丸め、掌にピンポン玉が入る程度のスペースを空けましょう。こうすることで手の動きが滑らかになります。

なぜ、平安朝の万葉仮名がいいのか？

心を整えるために文字を書くポイントに、お手本をよく見ること、ゆっくりと丁寧に書くことです。

つまり、集中することが大切なのです。また、仮名には漢字にはない曲線があります。曲線を書くときには呼吸を整える必要があり、自律神経を整えることにつながるのです。

しかし、普段から書いている「ひらがな」であったら、お手本を見なくてもいいと考えてしまったり、ゆっくりと書くことを忘れたりしがちです。

そこで私は、あえてみなさんに馴染みのない平安朝の万葉仮名を採用することにしました。注意点は以下のとおりです。

- 文字の大きさ
- 起筆（書き出し）の位置
- 横線の角度
- 縦線がまっすぐに書けているか
- 「は」や「に」などの偏にあたる縦線は丸みを帯びているか
- 「な」や「の」などの円の部分は角を作れているか
- 頭部は程よく出ているか
- ハネるべきところをハネているか
- トメるべきところをトメているか
- ハラうべきところをハラっているか
- 横線や縦線の長さが適度でバランスがとれているか

それぞれの仮名には由来となる漢字があります。その漢字を確認し、イメージしながら書くことが大切です。たとえば、「い」の由来の漢字は「以」。漢字を見れば理想的なバランスをイメージすることができるのです。

「いろはにほへと」で始まる「いろは歌」は、47の仮名文字（本書では「ん」を加えて48文字）を重複しないようにつくられた七五調の歌です。

歌の意味を理解することで、一文字ずつ心を込めて書くことができます。

いろはにほへと　ちりぬるを（色は匂へど散りぬるを）

わがよたれぞ　つねならむ（我が世誰ぞ常ならむ）

うゐのおくやま　けふこえて（有為の奥山今日越えて）

あさきゆめみじ　ゑひもせず（浅き夢みじ酔ひもせず）

花はいずれ散ってしまう

私の人生もそれが常だ

有為（この世のあり様）の深い山を今日越えていれば

浅はかな夢など　見ないし酔うこともない

メンタルアップ文字トレ実践編のポイント

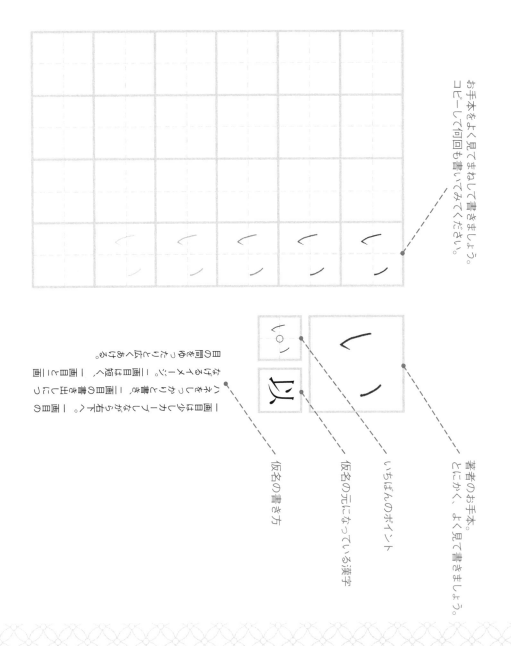

著者のお手本。
とにかく、よく見て書きましょう。

いちばんのポイント

仮名の元になっている漢字

仮名の書き方

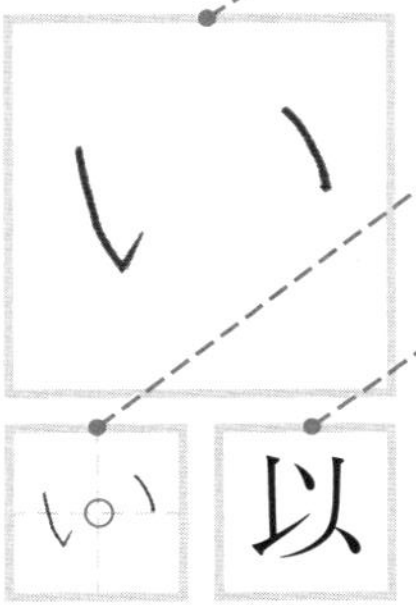

一画目は少しカーブしながら右下へ。一画目のハネをしっかりと書き、二画目の書き出しにつなげるイメージ。二画目は短く、一画目と二画目の間をゆったりと広くあける。

お手本をよく見てまねして書きましょう。
コピーして何回も書いてみてください。

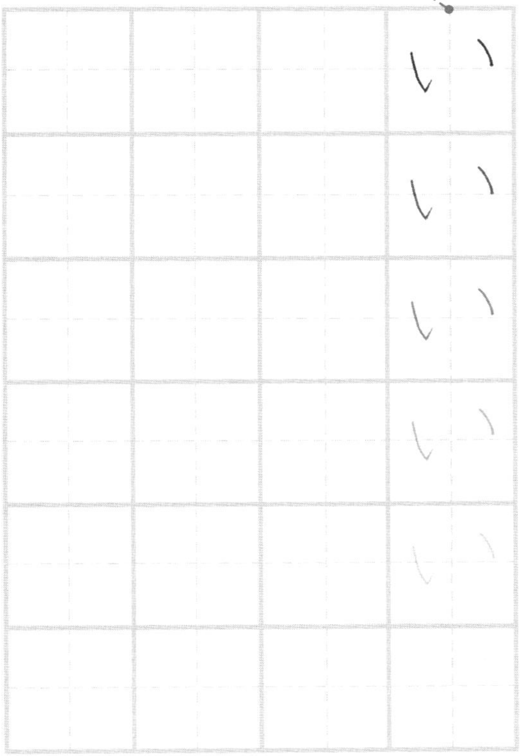

メンタルが整う 平安朝の万葉仮名トレ

第3章

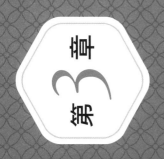

い

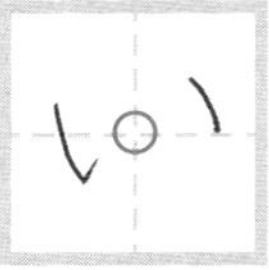

以

一画目は少しカーブしながら右下へ。一画目のハネをしっかりと書き、二画目の書き出しにつなげるイメージ。二画目は短く、一画目と二画目の間をゆったりと広くあける。

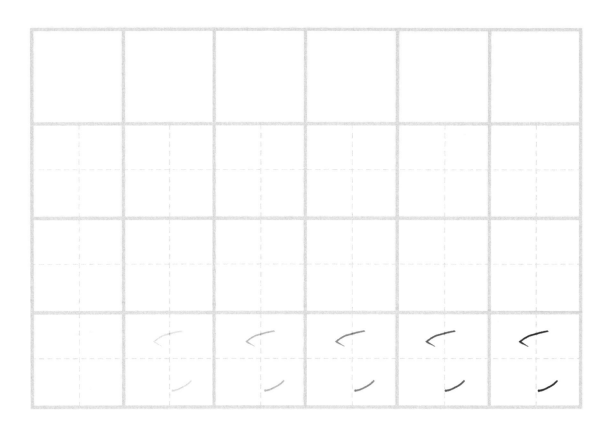

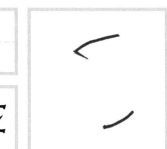

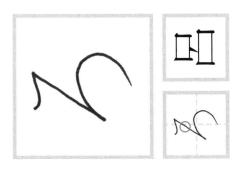

ろ

呂

一画目の横線は短く書いてグッとトメ、折り返し後、縦線は左下に向かってまっすぐと。一画目の書き出しを超えて長く書いてグッとトメる。ゆったりと弧を描いてスッと力を抜いてハラう。

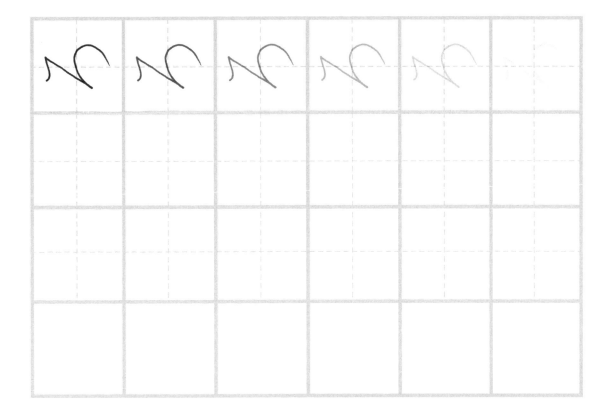

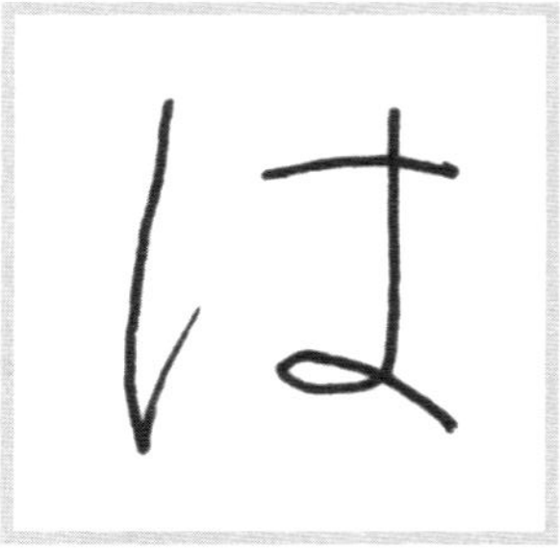

波

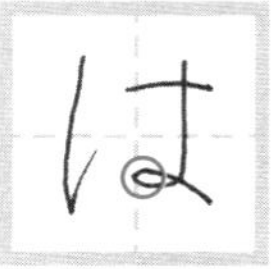

一画目の縦線は少しカーブさせながら長く書く。ハネをしっかりと書き、二画目の書き出しにつなげるようなイメージで。三画目は下に向かってまっすぐ線を書き、結びは大きくなり過ぎないよう、横長の楕円を描く。

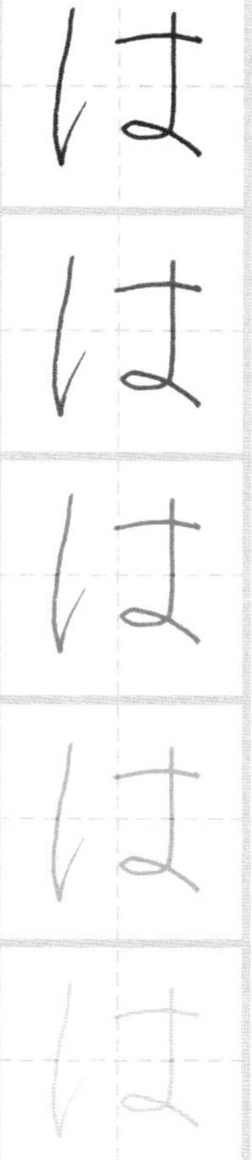

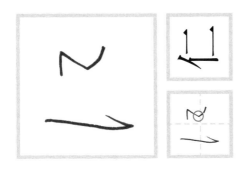

に

仁

一画目の縦線は少しカーブさせながら長く書く。ハネをしっかりと書き、二画目の書き出しにつなげる。二画目と三画目をつなげ、一画目の下の位置と三画目の書き終わりの位置に注意する。左右の間を空けるとバランスがとれる。

ほ

保

ほ

一画目の縦線は少しカーブさせながら長く書く。一画目のハネをしっかりと書き、二画目の書き出しにつなげるようなイメージ。三画目は少しカーブさせながら、二画目と向き合うように、四画目は下に向かって書く。結びは大きくなり過ぎないよう、角をつくる。

ほ ほ ほ ほ ほ

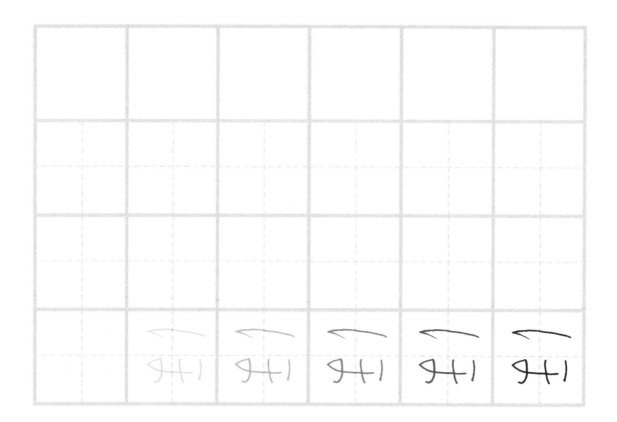

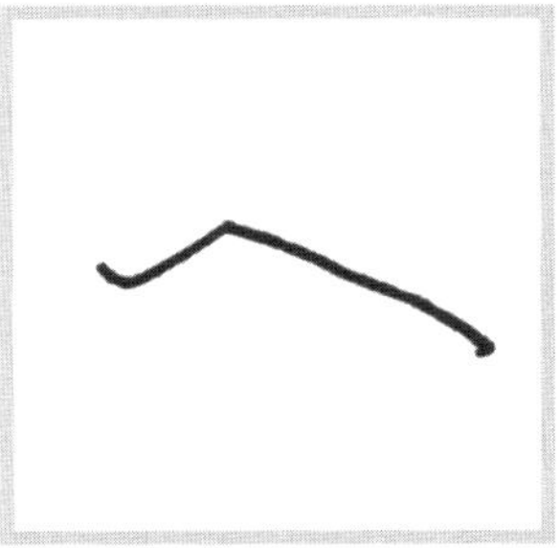

部

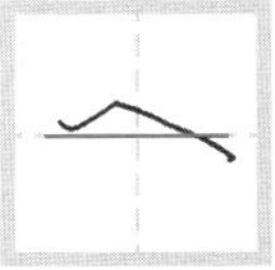

書き出しは小さくヒネる。一画目の書き出しの角度に注意し、右上に短く書く。中心線より左寄りでトメ、右下に向かってまっすぐ長めにして、書き始めの位置より書き終わりが下にくるように。

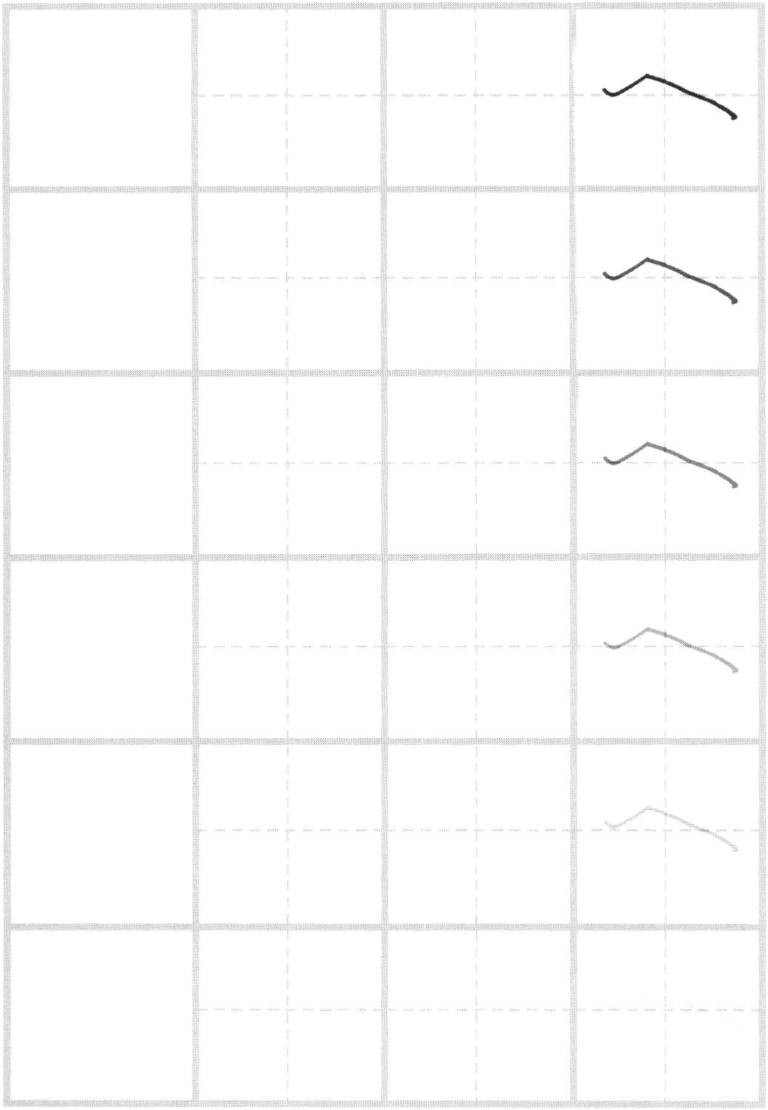

いいい
ろろろ
ははは
ににに
ほほほ
へへへ

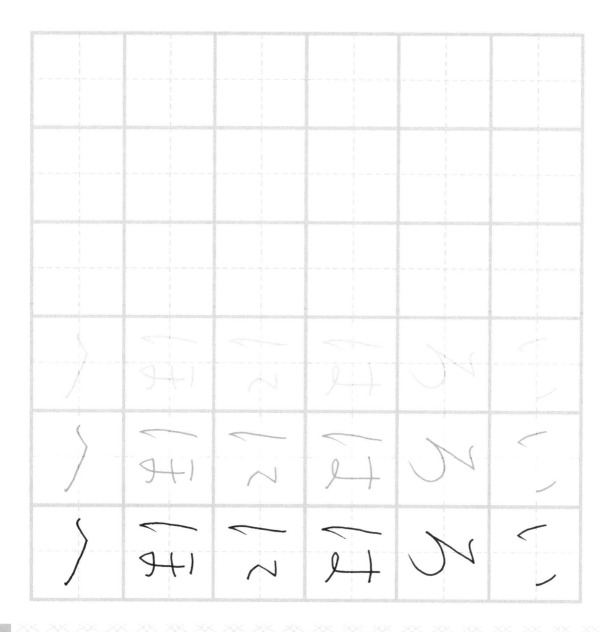

いろはにほへ

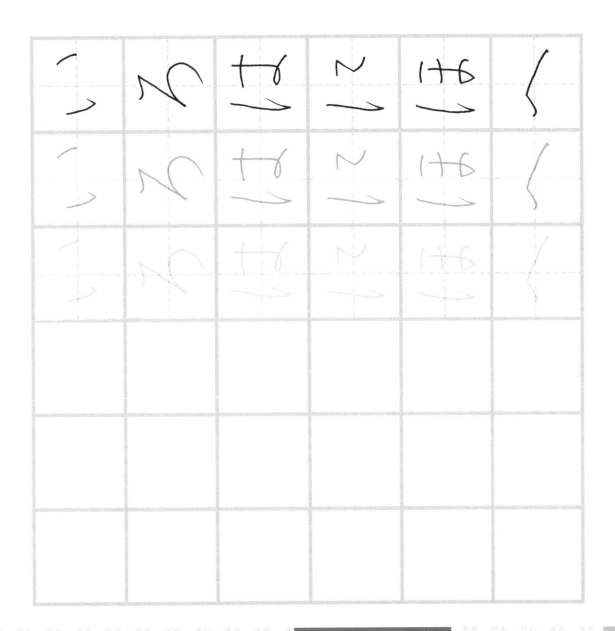

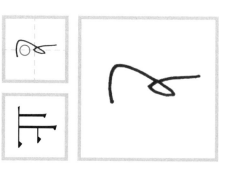

止

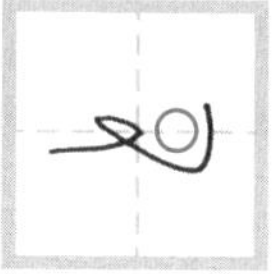

一画目はやや角度をつけて右下に向けて書き、二画目は弧を書いたら空間を広めにとりながら大きくカーブさせトメる。書き終わり位置は、二画目の書き始めの位置より長めに書くとバランスがとれる。

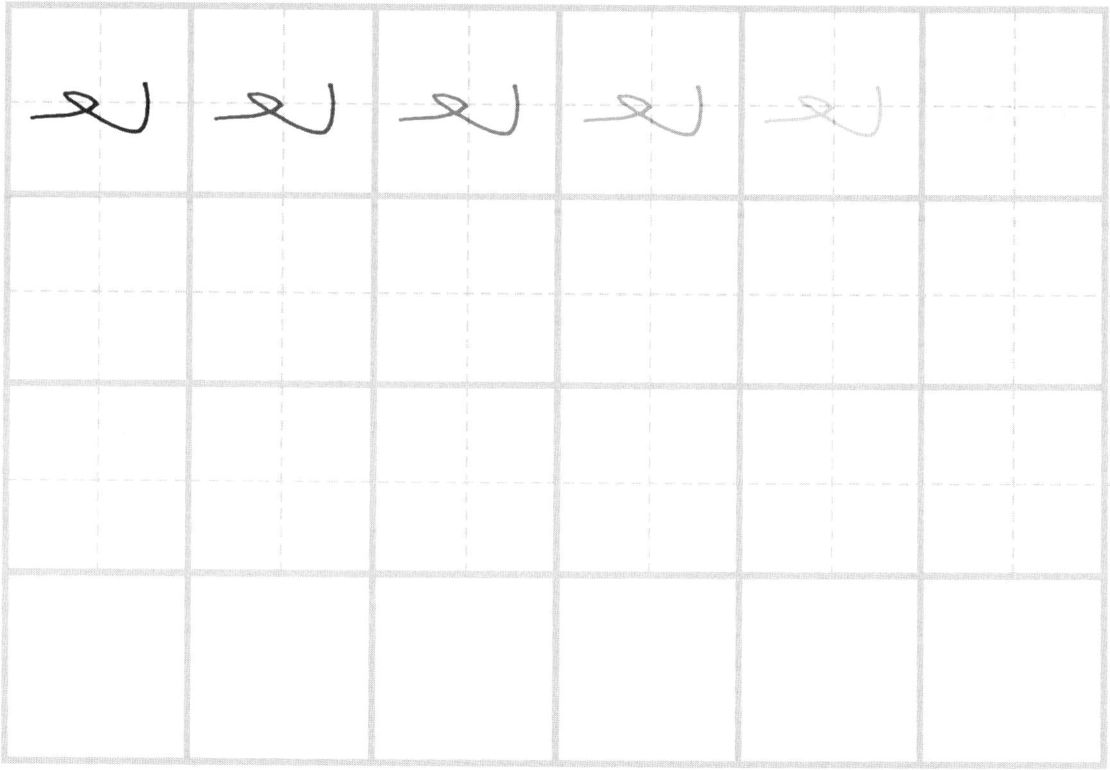

ち

知

ち

一画目の横線はややカーブさせて短めに書く。
二画目は一画目の真ん中を通るように書き出す。
左下に向かってまっすぐ書いてグッとトメる。
ゆったりと弧を描いてスッと力を抜いてハラう。

ち ち ち ち ち

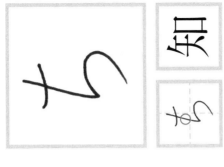

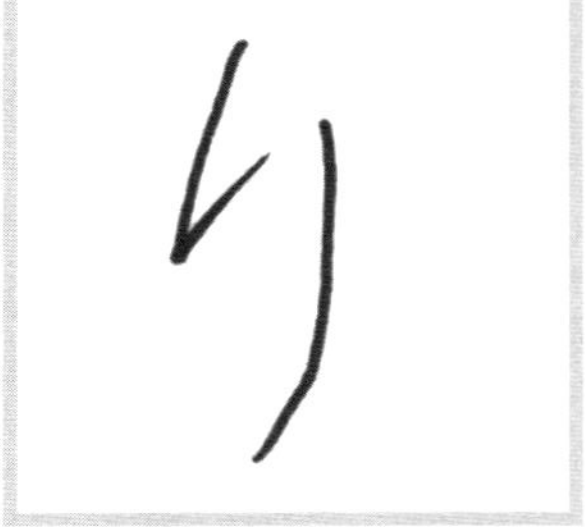

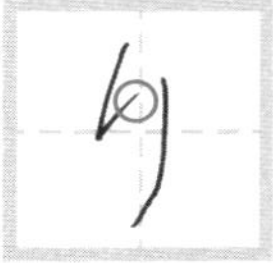

利

一画目は中心より左に書き出し、やや左下に向かって書く。一画目のハネをしっかりと書き、二画目の書き出しにつなげる。二画目の書き出しは一画目の書き出しより下に。縦線をまっすぐに下ろし、最後は丸みをつけてスッとハラう。書き終わりの位置が中心にくるように。

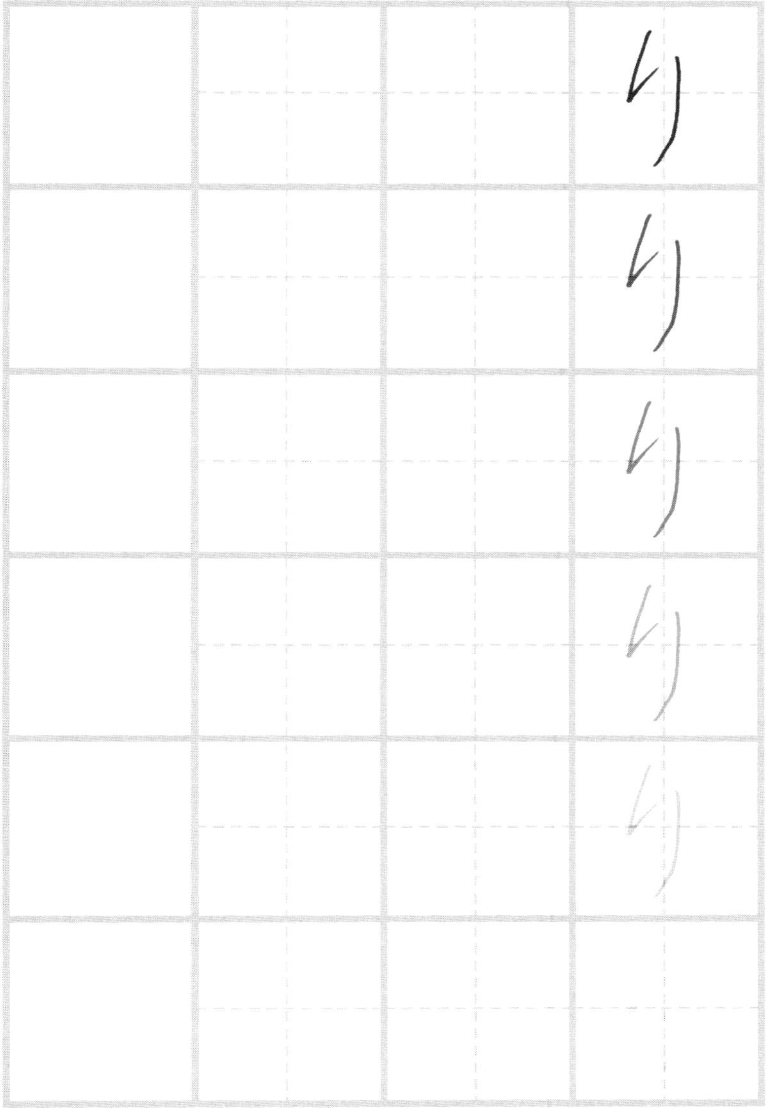

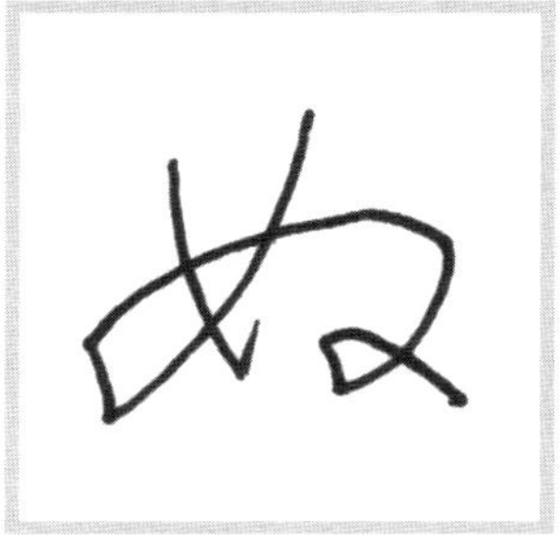

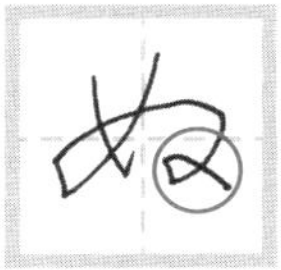

奴

一画目は右下に向けて短めに書いて小さくハネる。二画目の書き出しは一画目の書き出しより上から。ゆったりと空間をあけて大きく弧を描き、最後の結ぶところでは、書き終わりの位置に注意する。

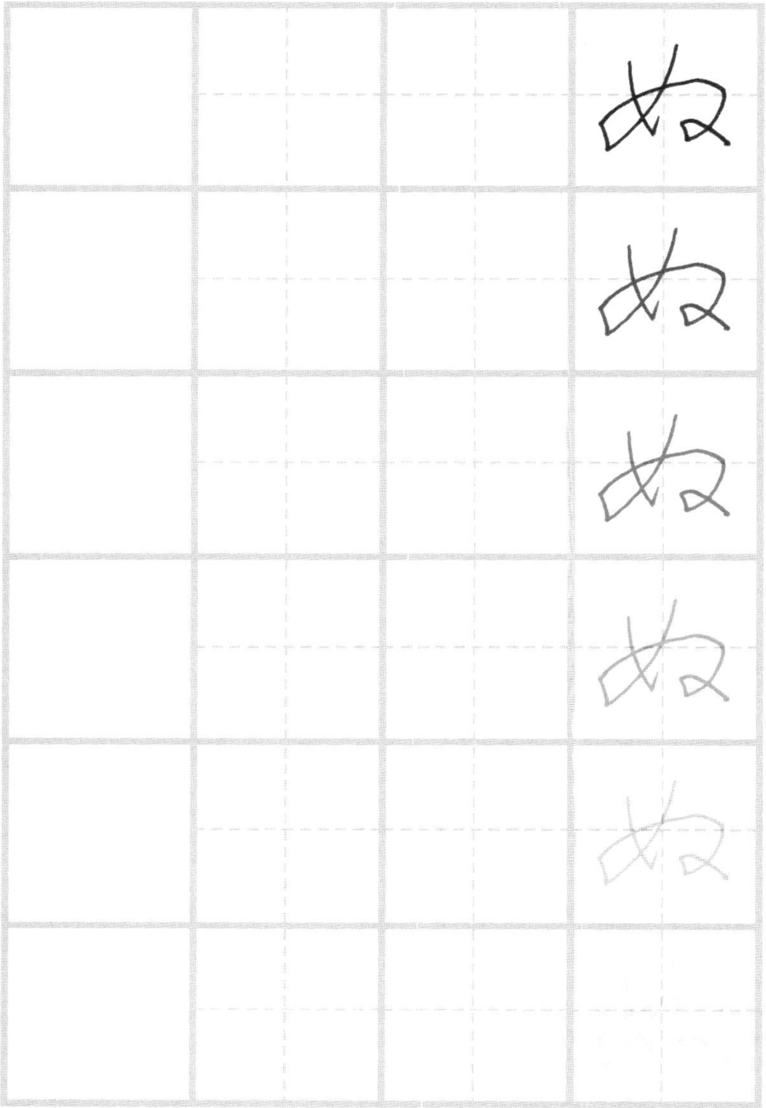

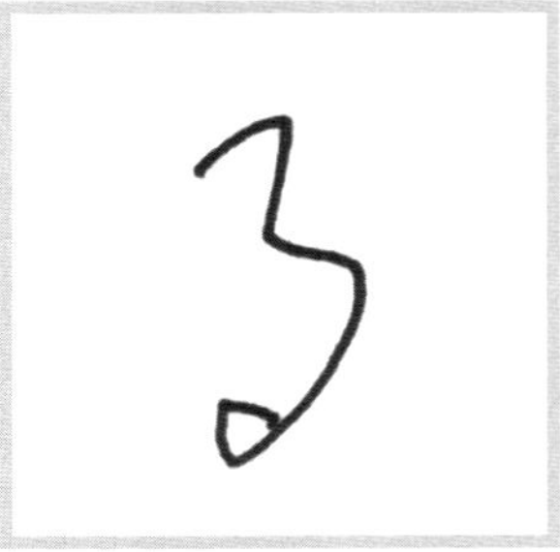

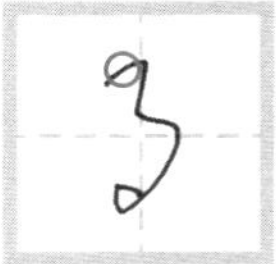

留

一画目は中心より左から書き始め、やや右上に向けて書き、軽くトメる。左下へ下ろして折り返し、丸みをつけて結びへつなげる。結びの位置は一画目の書き出しとそろえ、結びは小さめに。

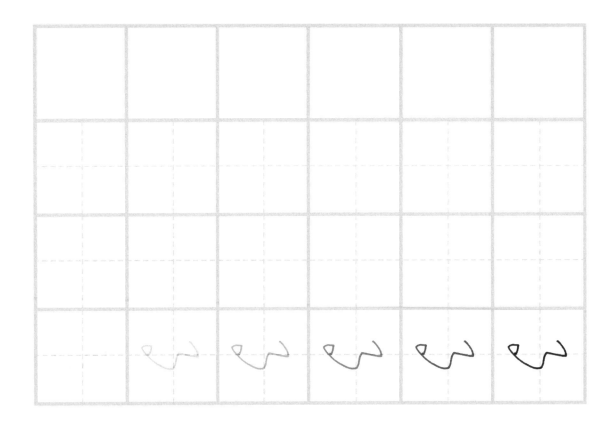

を

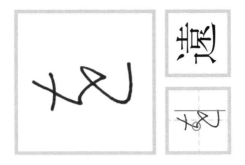

遠

一画目は少しカーブし、二画目は画目の中心を通り、斜め左下に。三画目は斜め右下へ下ろして滑らかに折り返し、水平に書いてトメる。左側はそろえ、書き終わりの横線を長くするとバランスがとれる。

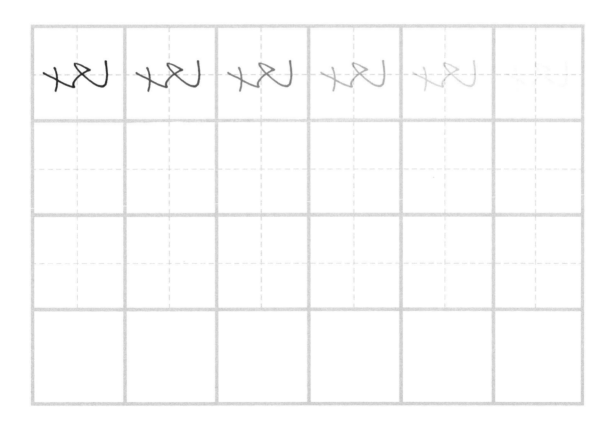

とちりぬるを
とちりぬるを
とちりぬるを

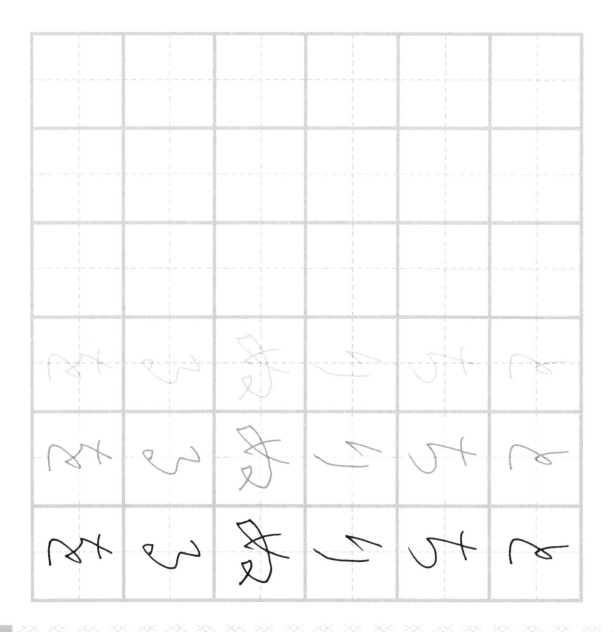

と

ち

り

ぬ

る

を

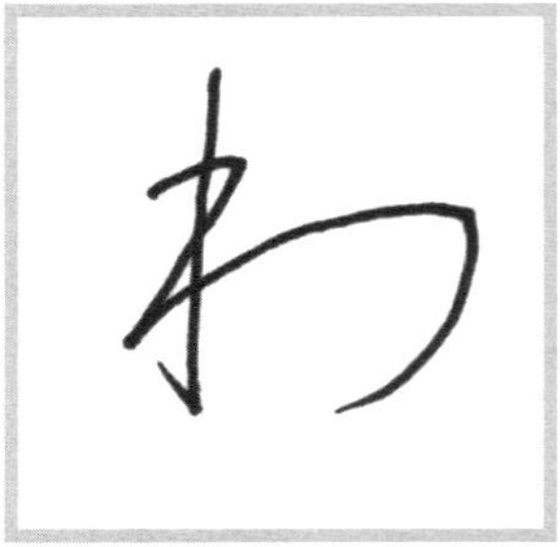

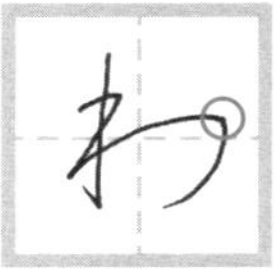

和

一画目の縦線は左寄りに書き始め、まっすぐに下ろして小さくハネる。二画目は右上がりに短く書いてグッとトメる。斜め左下へ下ろし、折り返し後はゆったりと大きく弧を描き、最後は内側に入れるようにしながらスッと静かにハラう。

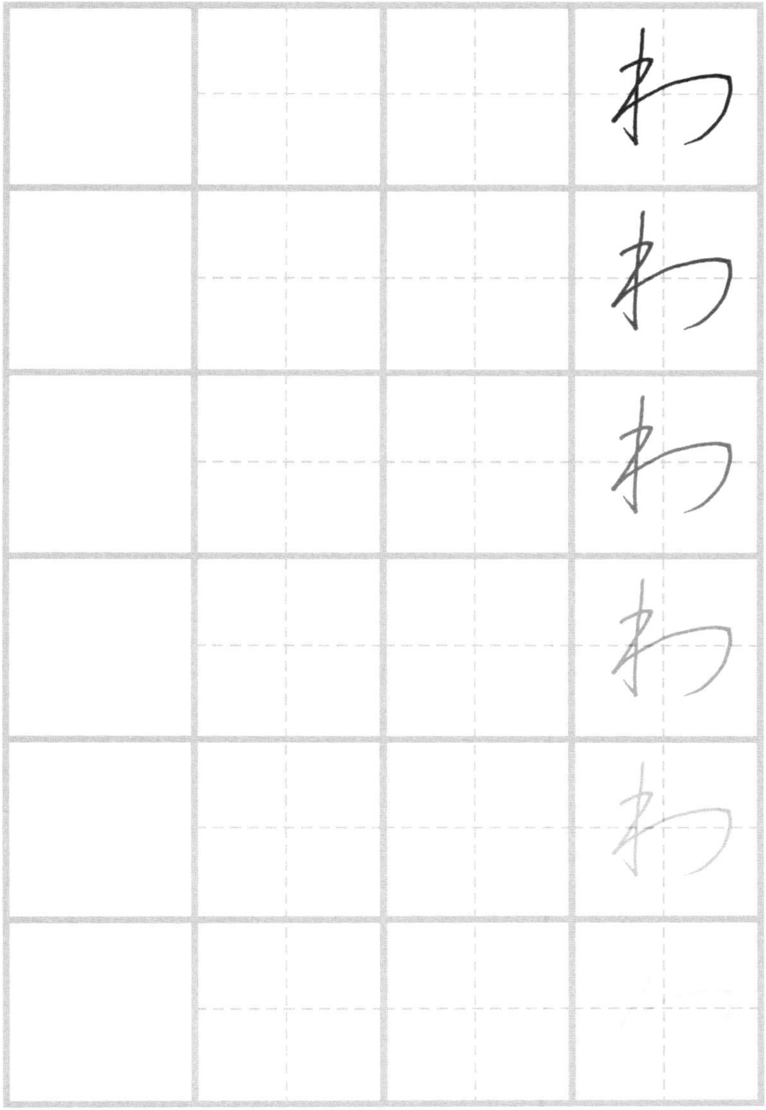

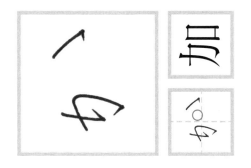

か

加

か

一画目の書き出しの位置に注意する。カの部分は中心より左側に収める。一画目の縦線は斜め左下に向かって書き、小さくハネる。小さなハネは三か所。二画目の縦線は一画目に引いた縦線とほぼ平行にし、三画目は間隔をあけて書くとバランスが整う。

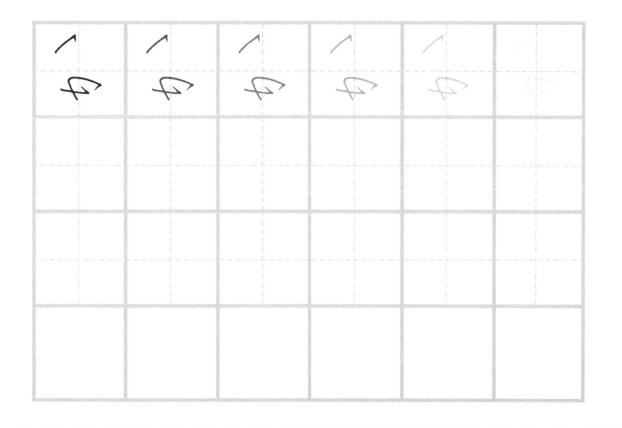

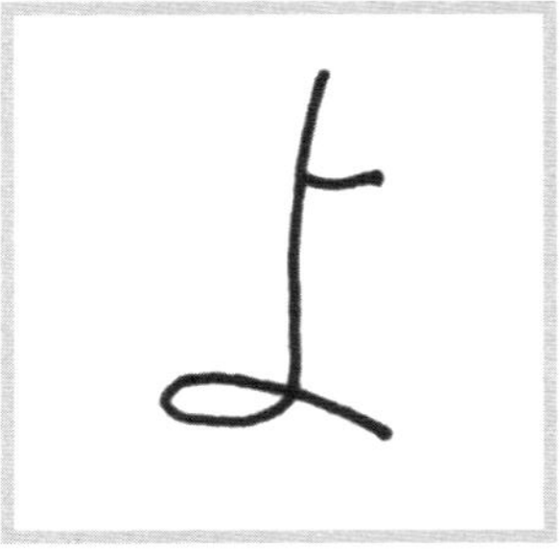

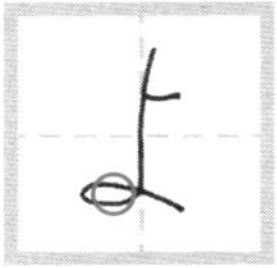

与

一画目は少しカーブさせて短めに。二画目も少しカーブをつけながら下ろして結びは横長に。書き終わりの位置が結びより下になるようにしましょう。

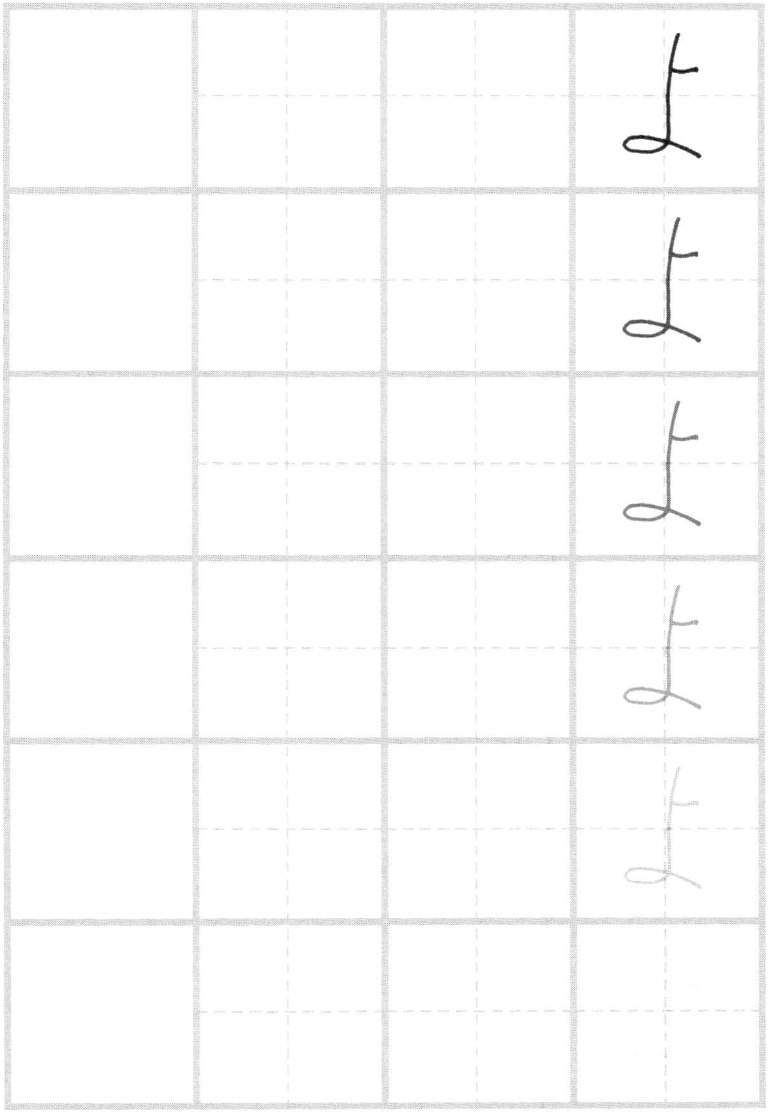

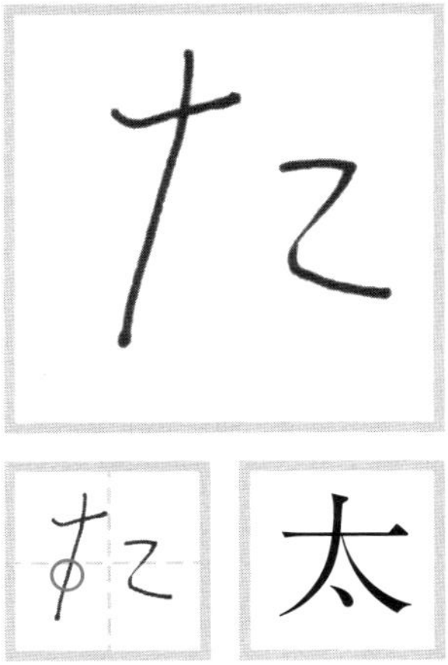

一画目は少しカーブさせて短めに。二画目は一画目の中心を通り、左下に向けて少しカーブをつけながら長く書く。「こ」の部分は、三画目の書き終わりと四画目の書き始めをつなげる。

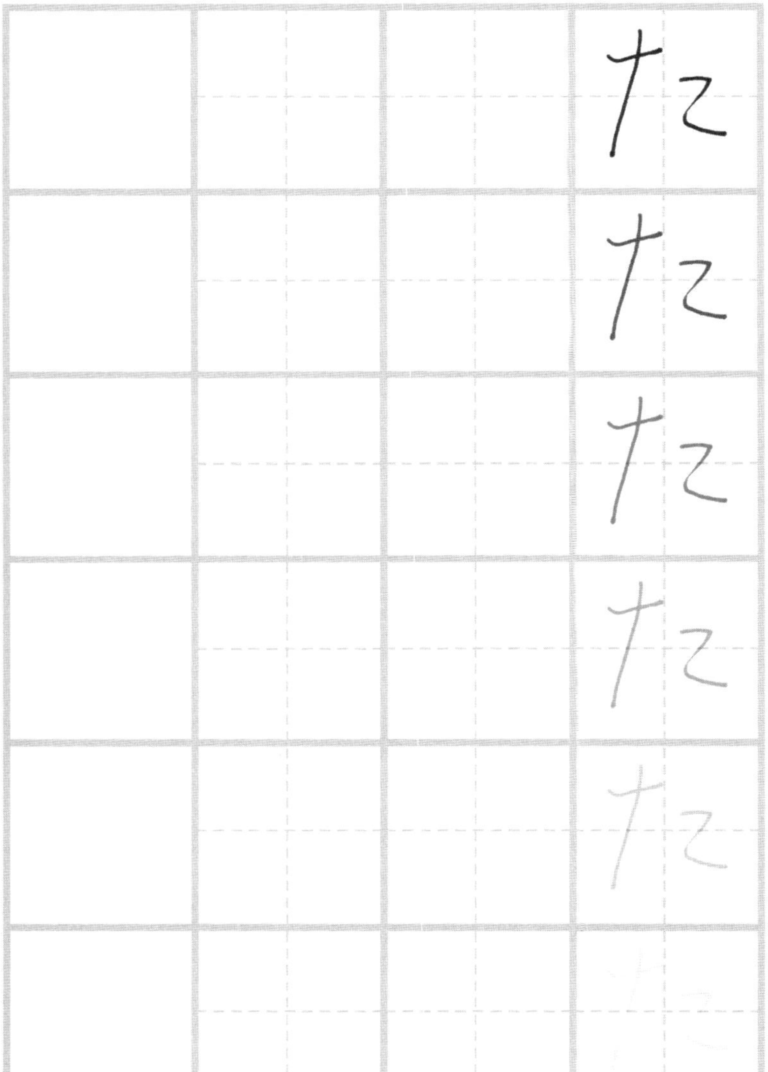

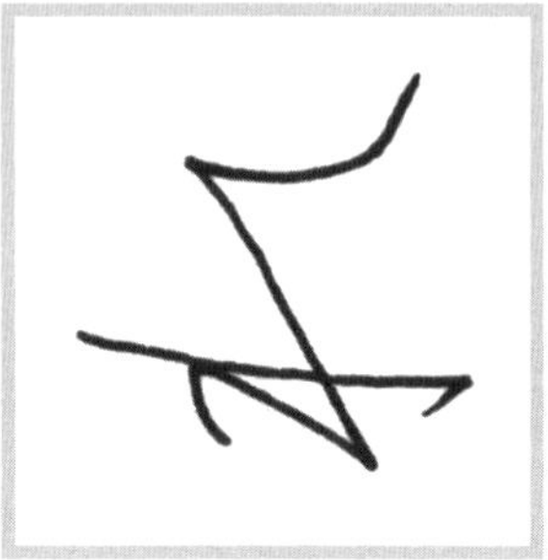

礼

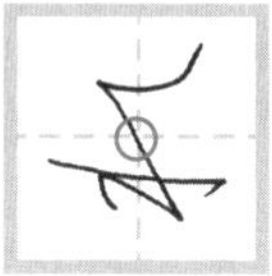

一画目の縦線は左寄りに少しカーブをつけながら下ろし小さくハネる。二画目は右上がりに短く書き、折り返して斜め左下でトメる。二度目の折り返しから右上へ書き、三度目の折り返し地点は二画目の書き出しより少し上に。最後の縦線は斜め右下にして、ゆっくりとハラう。

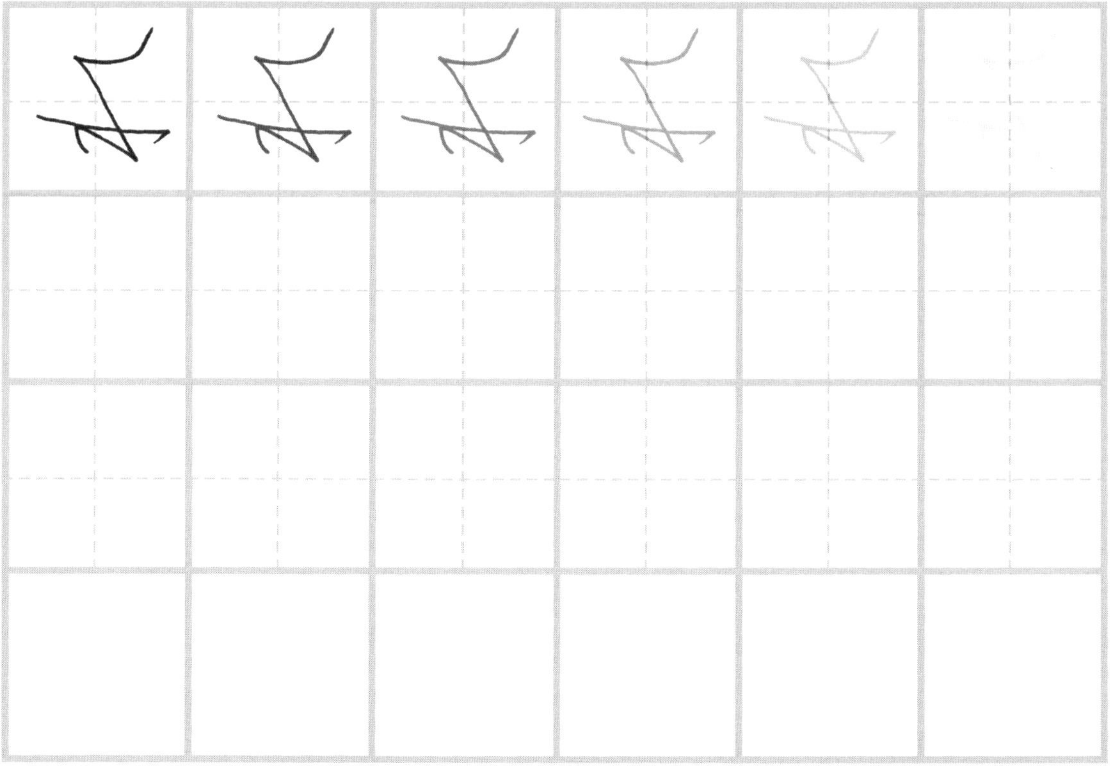

そ

曽

そ

書き出しの横線は少しカーブ。下の横線は上の横線の2倍の長さで。最後は下に向かってカーブを描きながら書き、ゆっくりトメる。トメの位置が上の横線から出ないようにするとバランスが整う。

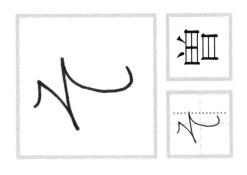

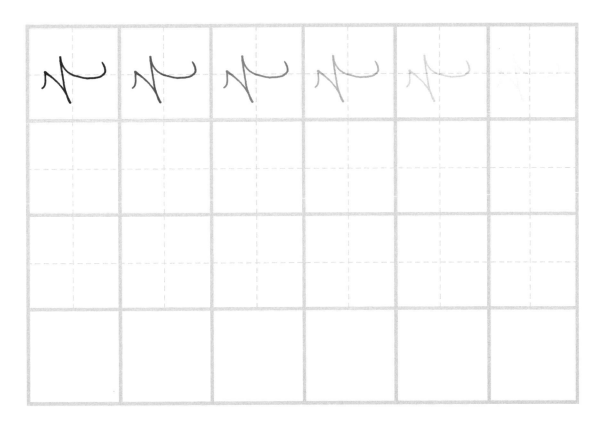

			わ	わ	わ
			か	か	か
			よ	よ	よ
			た	た	た
			れ	れ	れ
			そ	そ	そ

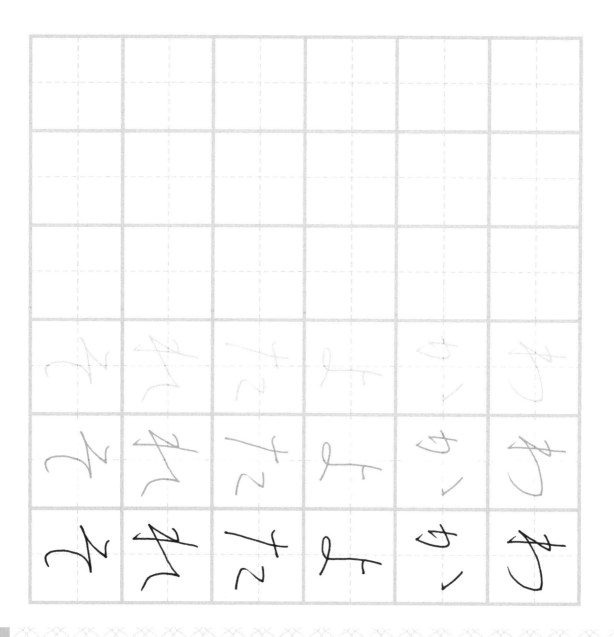

わ	わ	わ			
か	か	か			
よ	よ	よ			
た	た	た			
れ	れ	れ			
そ	そ	そ			

つ

つ 川

書き出しの横線は心持ち右上がりに。ゆったりとカーブを描き、大きく空間をとりながら、最後はやや左下に向かってスッとハラう。ハライ終わりの位置が中心線から出ないようにする。

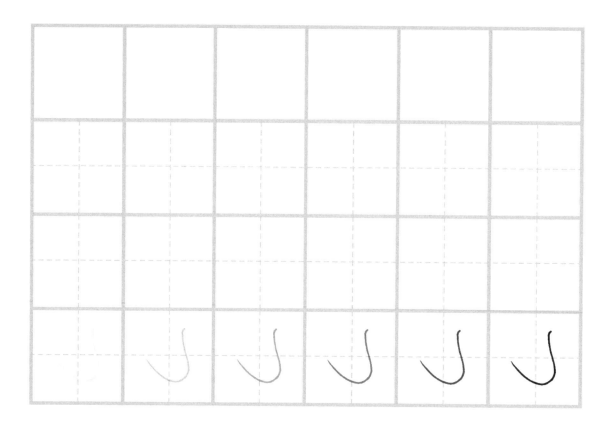

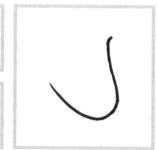

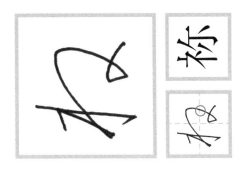

祢

一画目の縦線は左寄りで、まっすぐに下ろして小さくハネる。二画目は右上がりに短く書いてトメ、まっすぐ左下に向かい、折り返して右上へ。このとき、一画目の書き出しと高さをそろえる。次に、やや左下へ下ろす。結びの位置を一画目の下の位置より高めにするとバランスが整う。

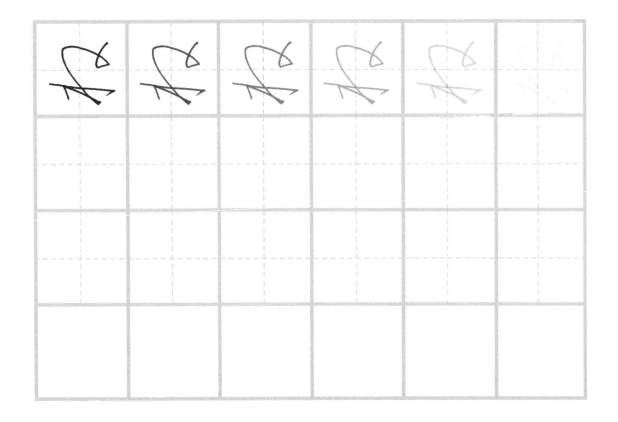

な

奈

一画目は少しカーブをつけて、やや右上がりに短く。二画目は一画目の中心を通り、左下に向かって、長くなり過ぎないように書く。三画目の書き終わりと四画目の書き出しをつながるようなイメージで、結びの形は角をつくる。

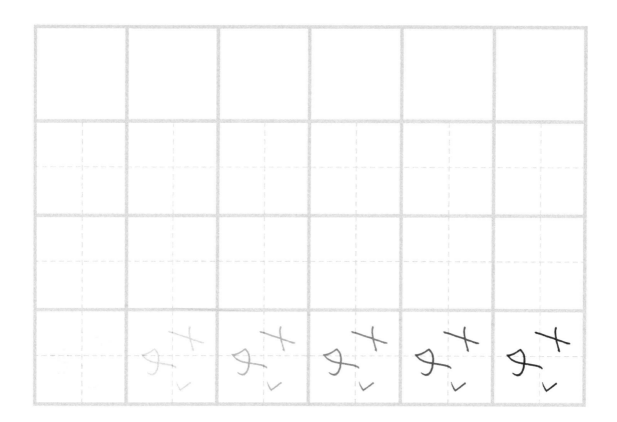

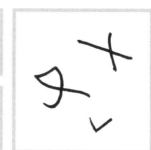

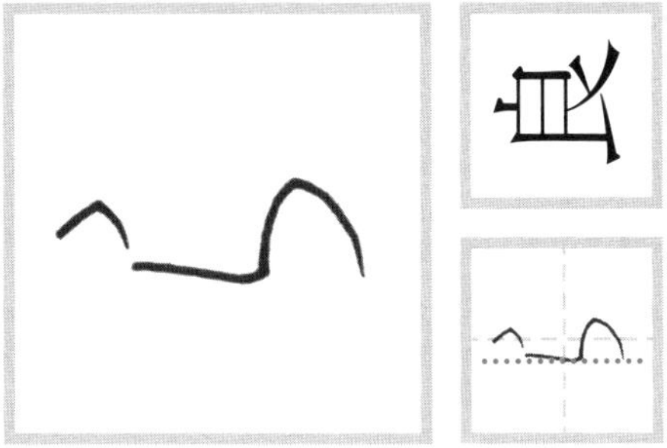

一画目のハネと二画目をつなげるようなイメージで書く。二画目はまっすぐに下に下ろして一度トメる。最後はやや右下に向かって弧を描き、静かにハラう。ハラい終わりの位置が上の縦線を越えないようにするとバランスが整う。

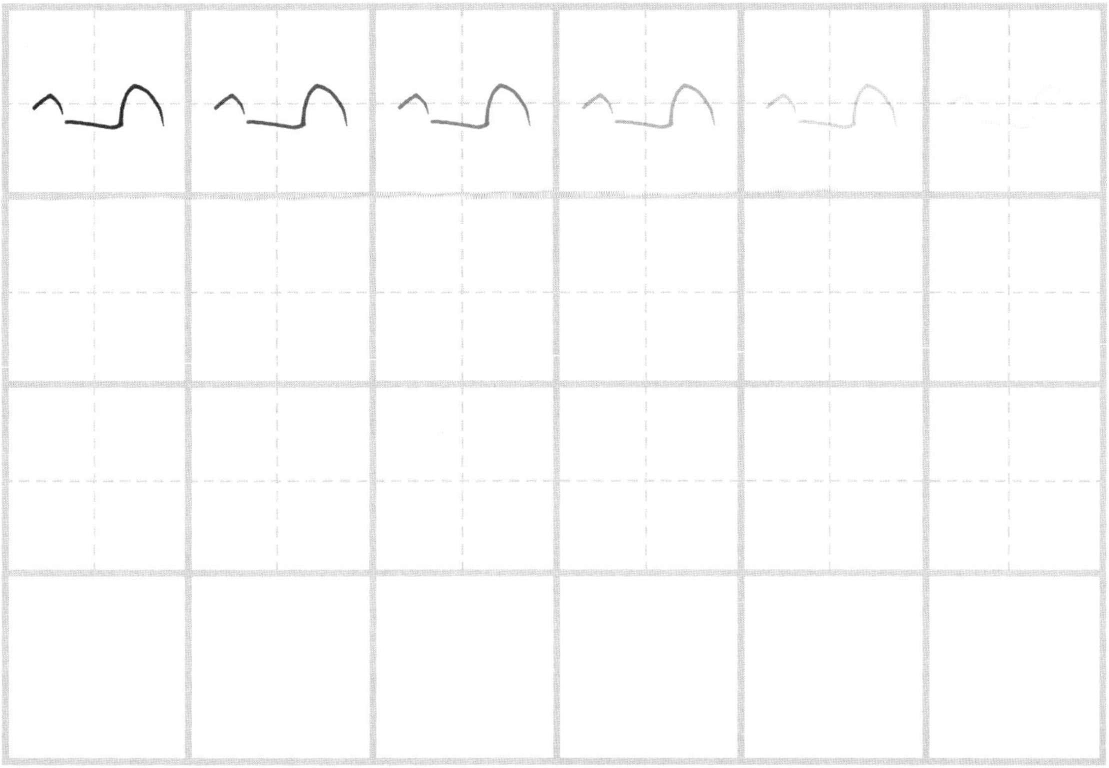

む

武

一画目は少しカーブをつけて、短めに。二画目はやや左下に向かって下ろす。結びの形に注意し、縦長の三角形になるようにする。点は一画目の書き終わりの位置から離して高い位置に書く。

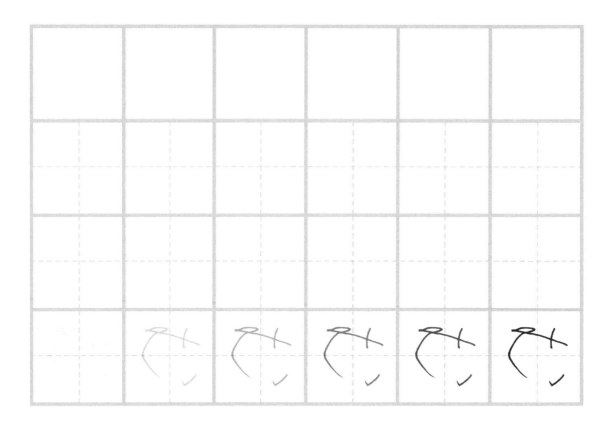

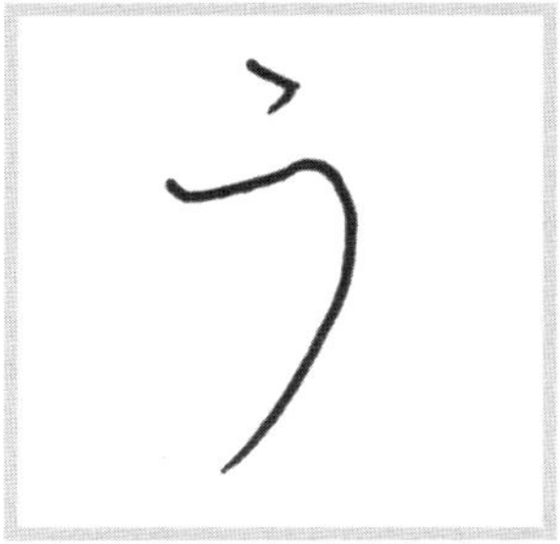

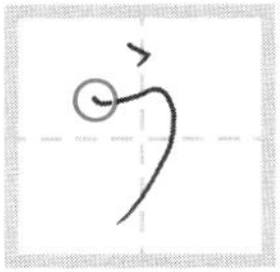

宇

一画目は中心点よりやや左に書く。二画目は右上がりに。最後はゆったりとカーブを描きながら左下に向かって書き、静かにハラう。ハラいの最後が上の横線を越えないように書くとバランスが整う。

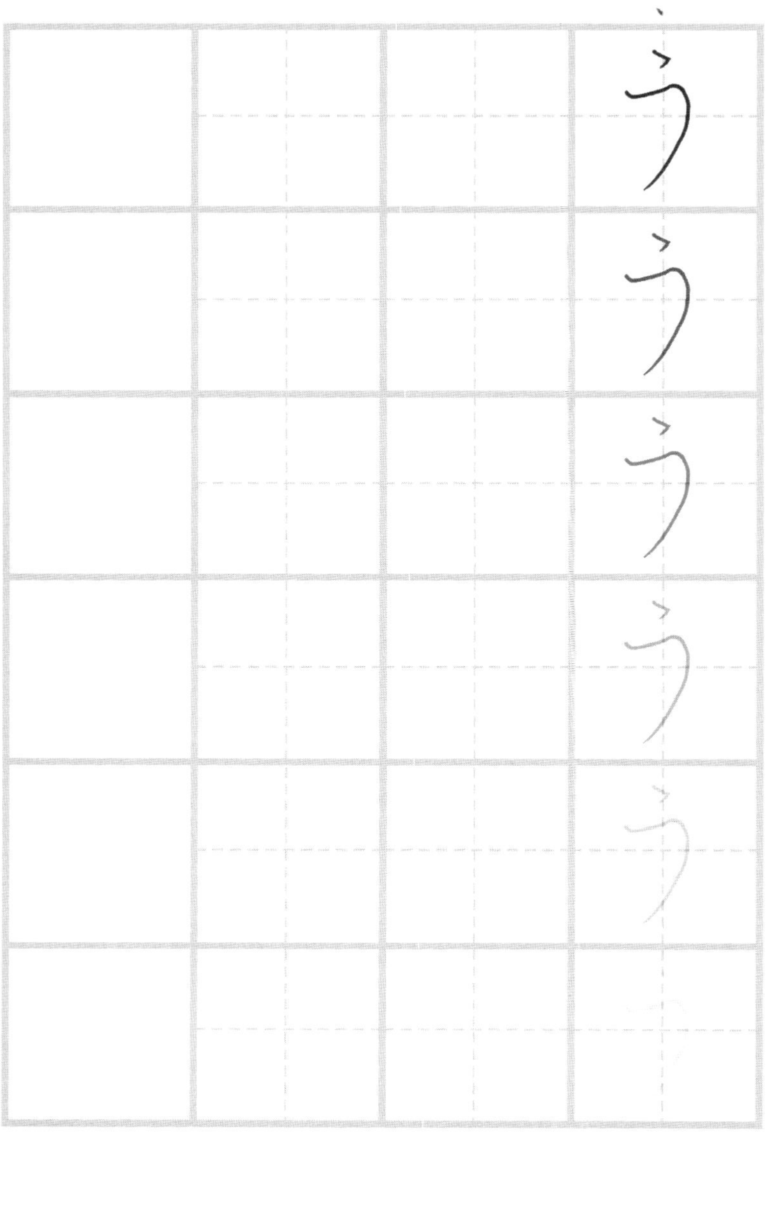

つねならむう
つねならむう
つねならむう

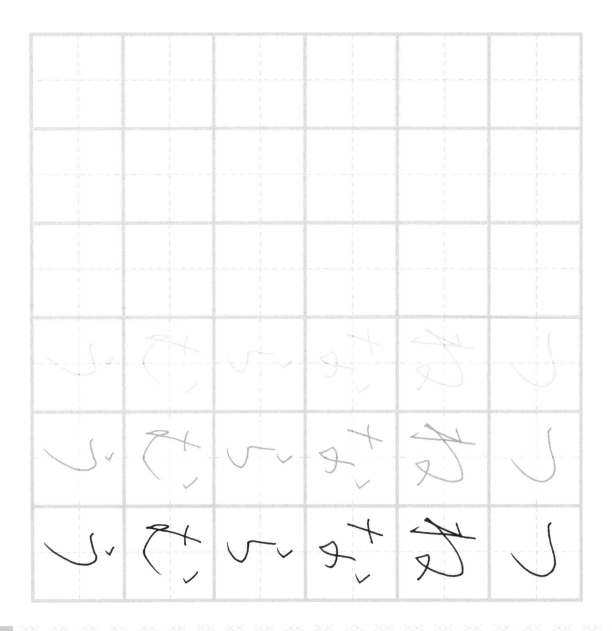

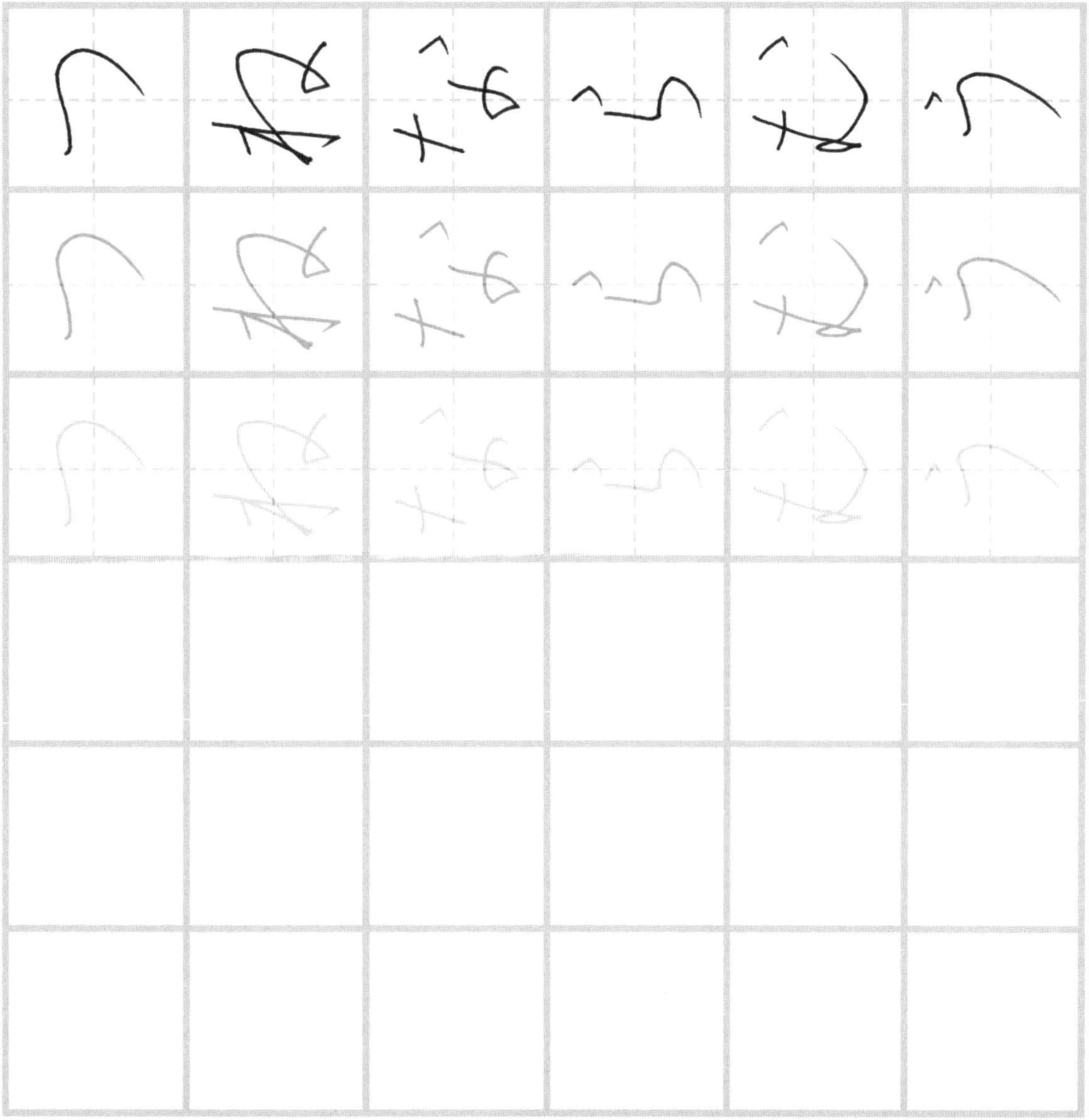

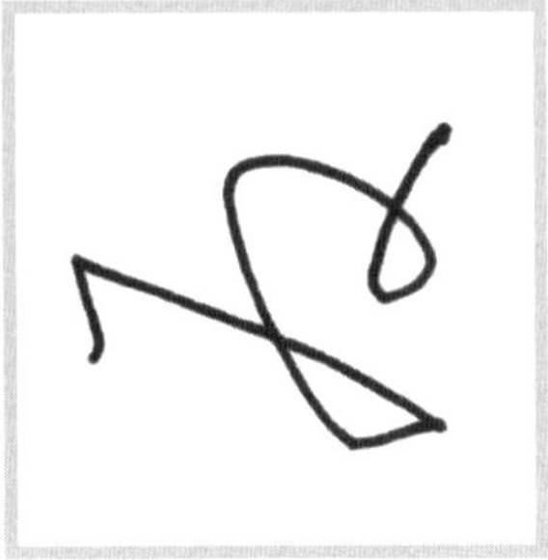

為

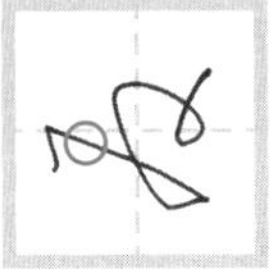

一画目は少しカーブをつけて、短めに書いて軽くトメる。角度をつけ左下へまっすぐ長く書く。一つ目の結びの形が縦長になるように。二つ目の結びは中心線を越えないようにする。二つの結びの下の位置をそろえるとバランスが整う。

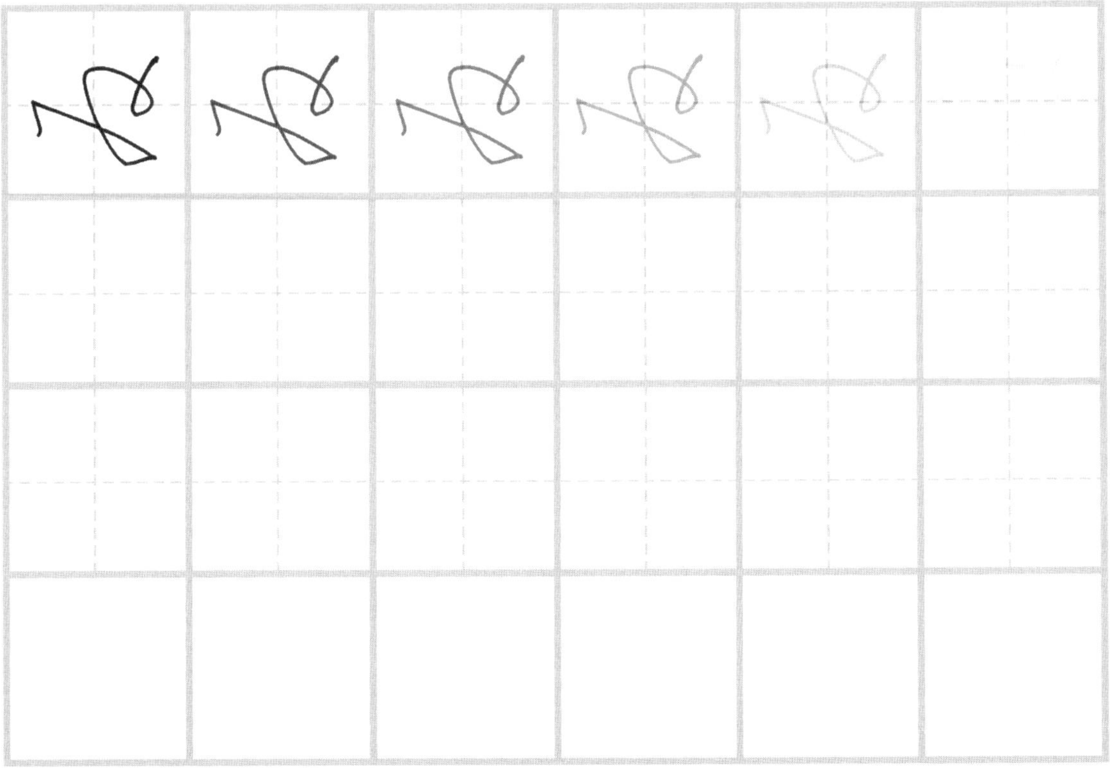

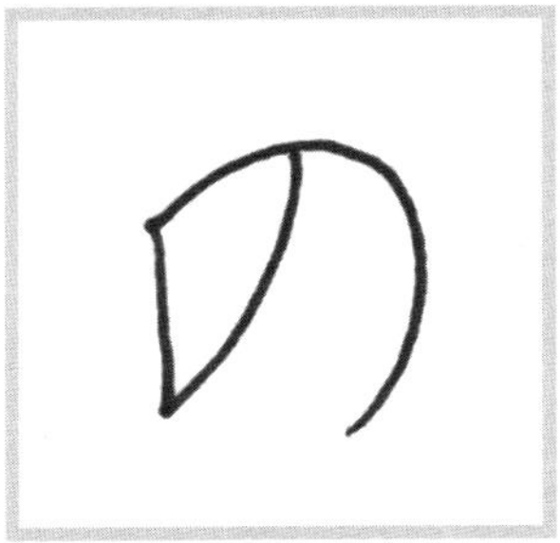

乃

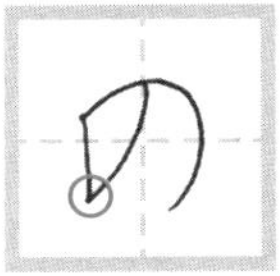

書き出しはやや左下へ向かって下ろす。軽くトメ、まっすぐに上方向に向かって書く。最後はゆったりと弧を描くようにして、スッとハラう。

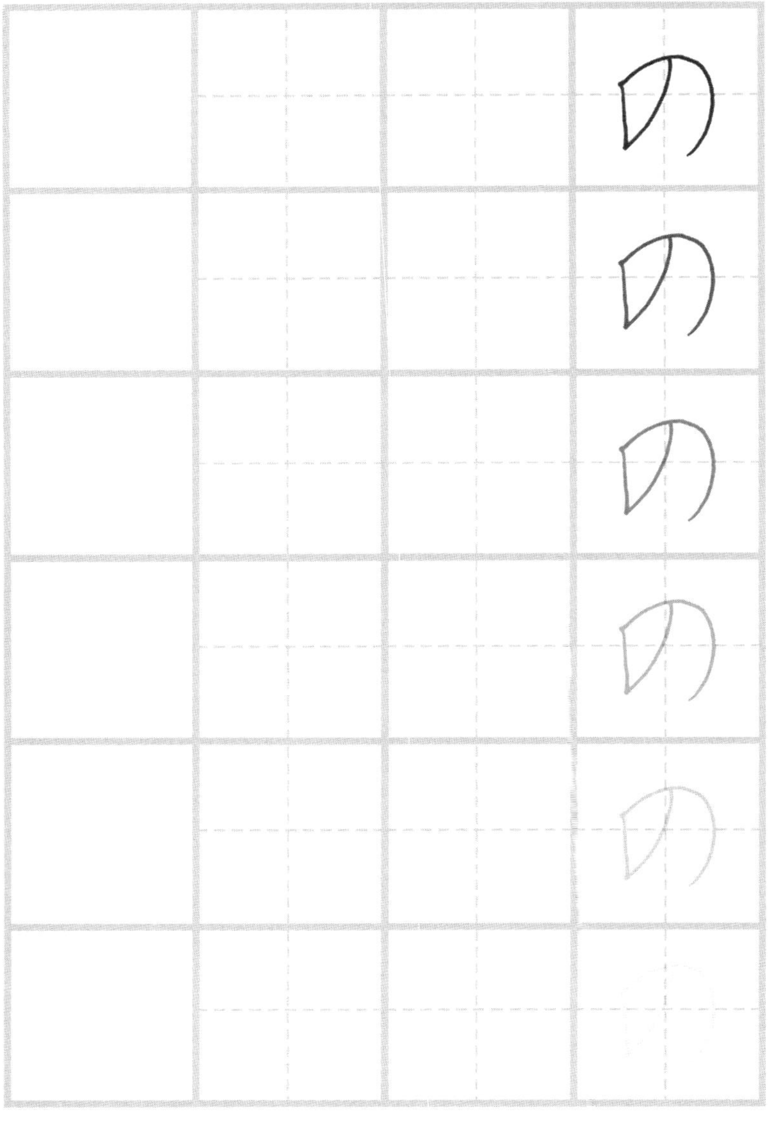

一画目は少しカーブをつけて、短めに。二画目は少しカーブをつけながら下ろして、結び目は小さく三角を書く。右上に向かって書き、ゆったりと弧を描く。ハライは内側に向け、四画目の点はハライからつながるようなイメージで高い位置に書く。

於

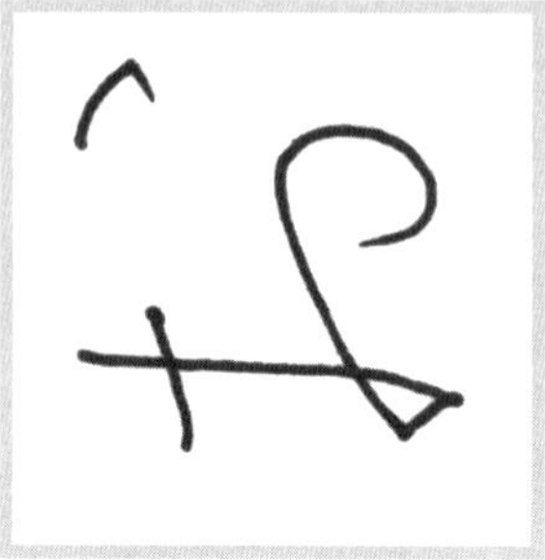

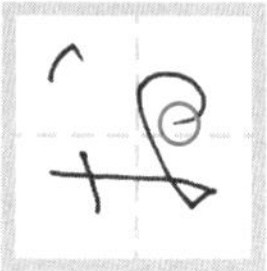

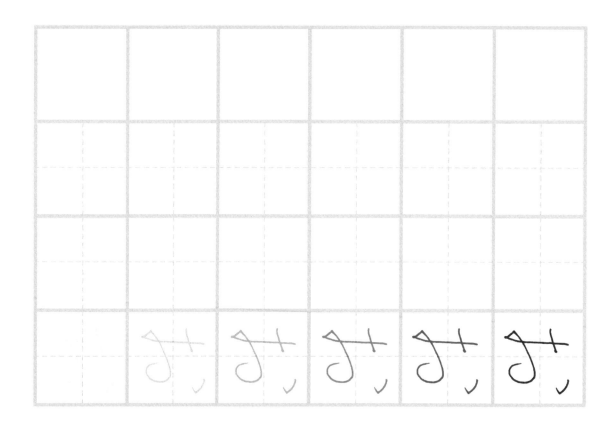

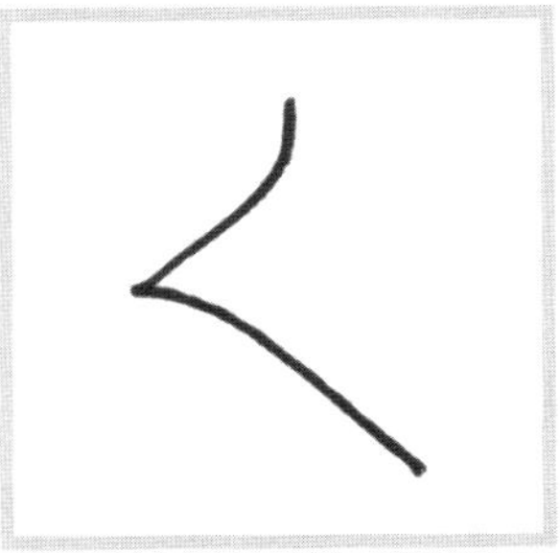

久

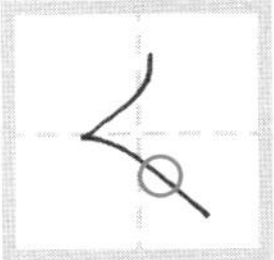

中心線から左下へ向かって少しそらせる。折って右下へ向かって軽くそらせながら書く。書き終わりの位置は、書き始めの位置を越えて右側までひっぱってグッとトメる。

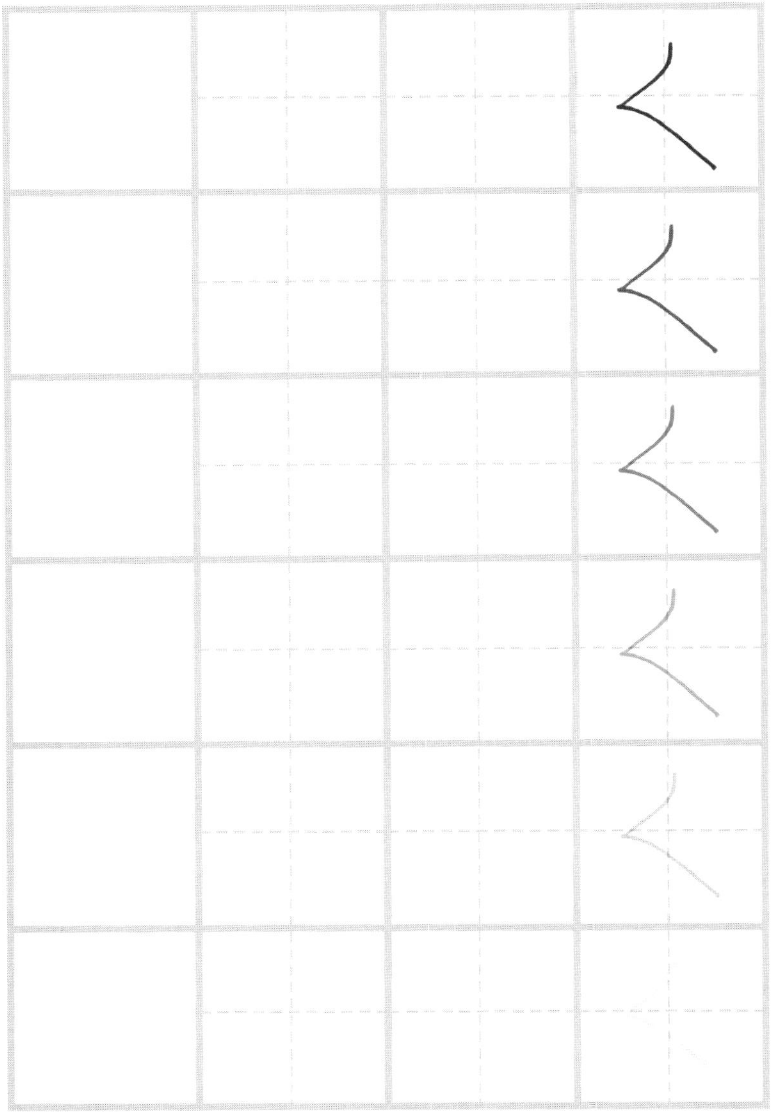

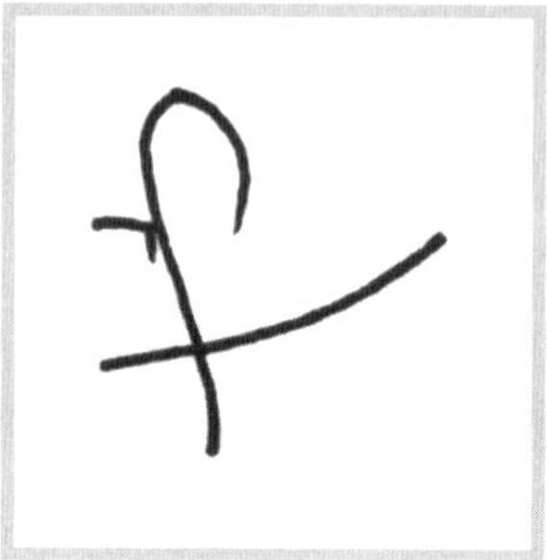

也

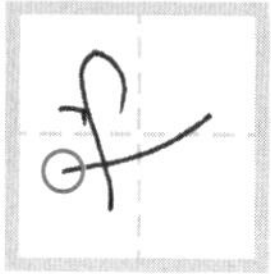

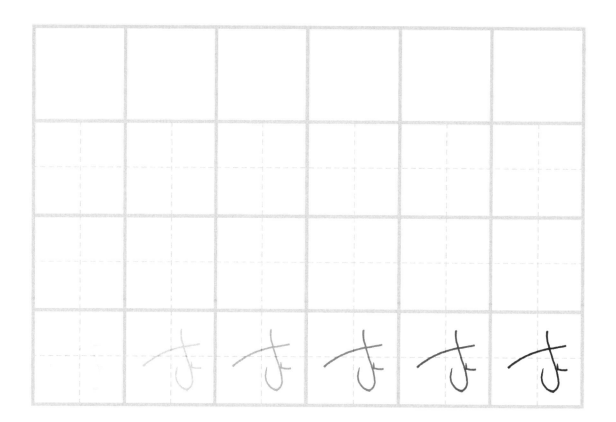

一画目はやや右上がりに書き、カーブをつけて戻しながらハラう。ハラいとつなげるイメージで二画目を書き出し、小さくハネる。三画目は右下に向かって内側にカーブをつけて、最後はしっかりトメる。

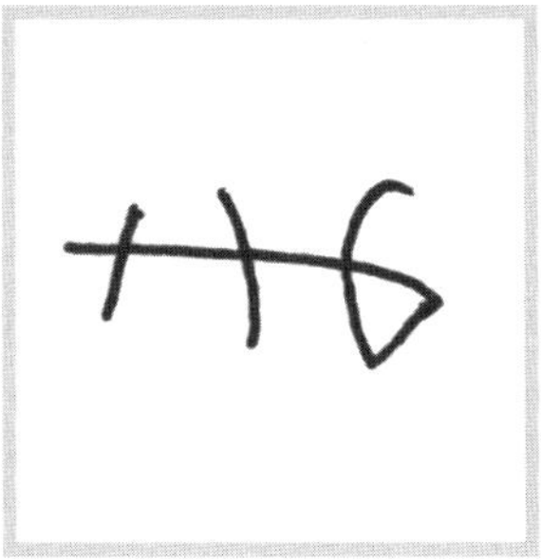

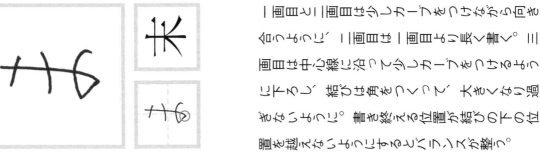

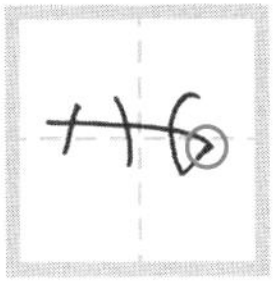

一画目と二画目は少しカーブをつけながら向き合うように、二画目は一画目より長く書く。三画目は中心線に沿って少しカーブをつけるように下ろし、結びは角をつくって、大きくなり過ぎないように。書き終える位置が結びの下の位置を越えないようにするとバランスが整う。

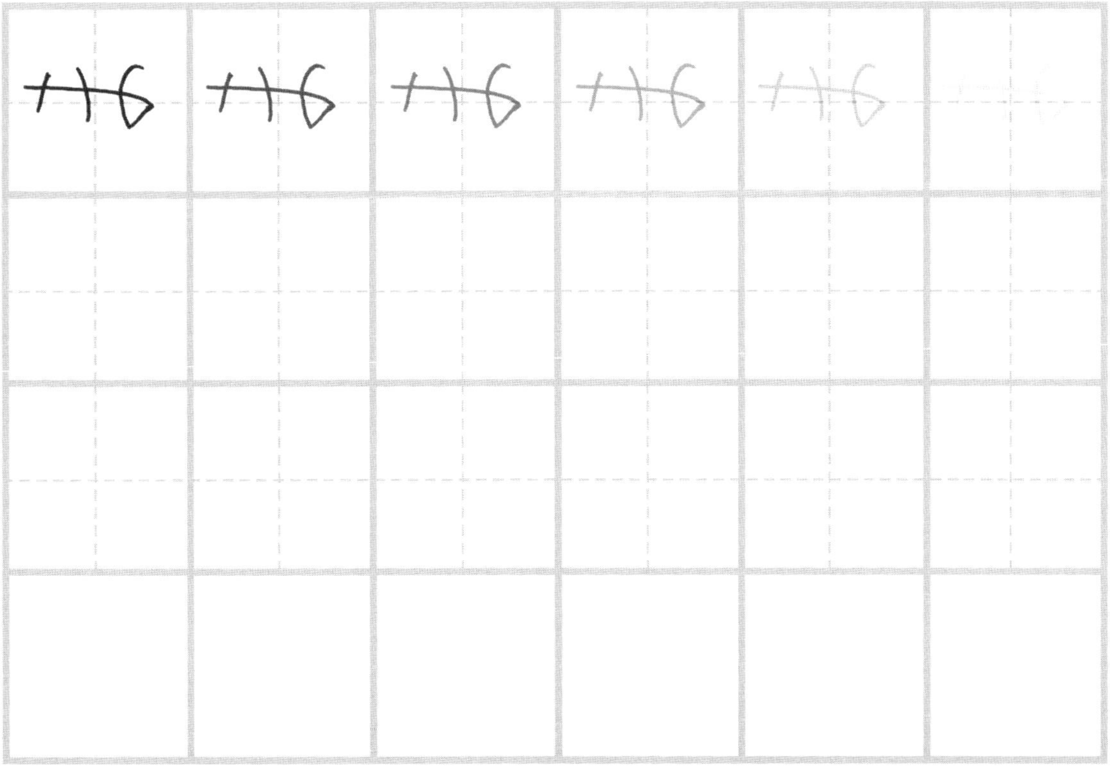

ゐのおくやま

ゐのおくやま
ゐのおくやま

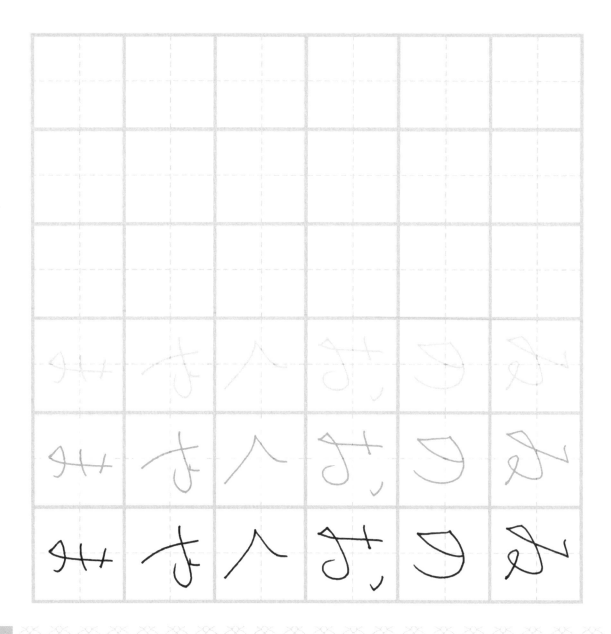

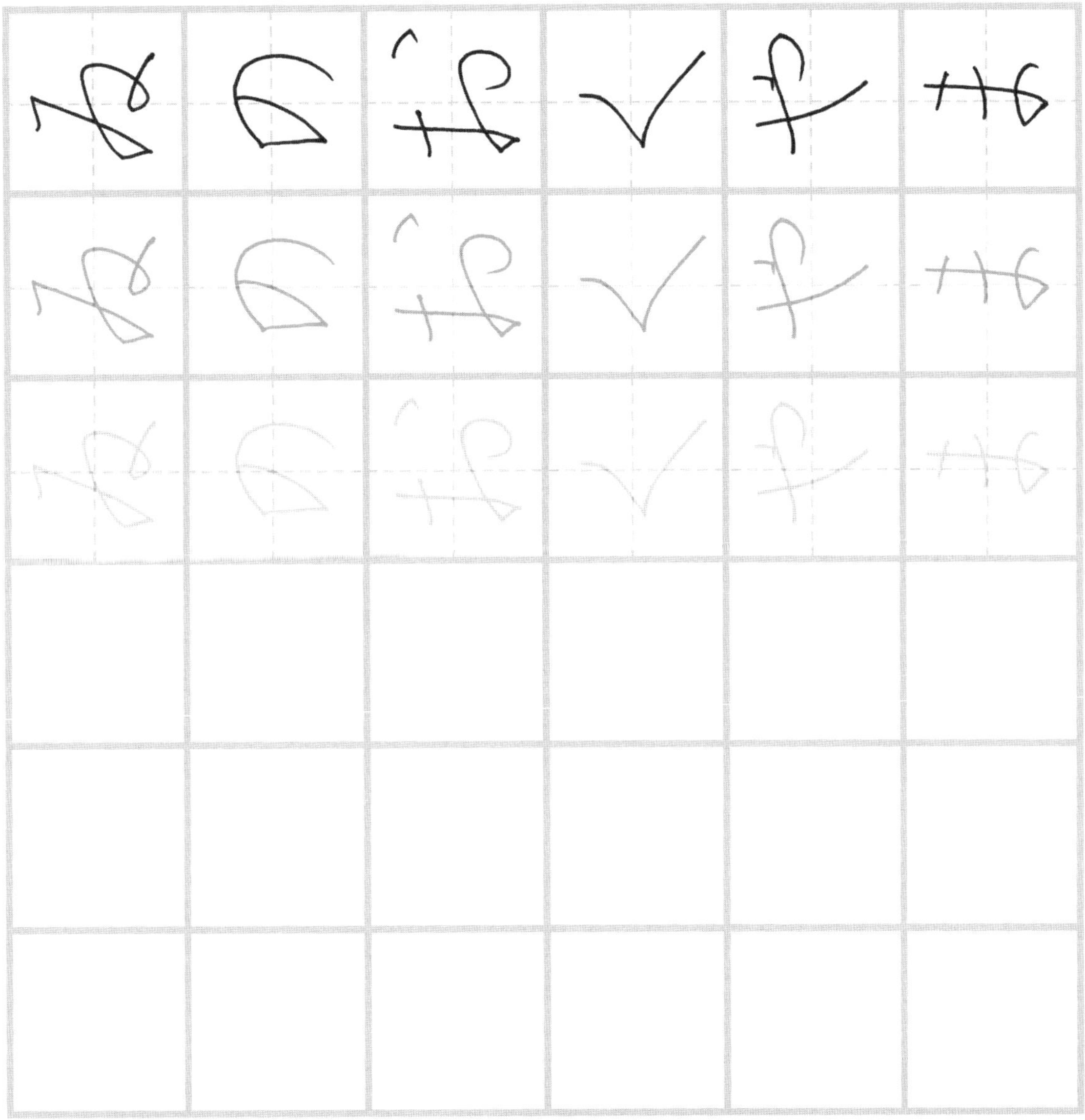

け

計

一画目は少しカーブをつけ、一画目のハネから二画目につながるように。二画目の横線はややカーブをつけながら短く書く。三画目の縦線をまっすぐおろし、最後は左側へ曲げる。一画目の下よりも三画目の最後の位置を下に伸ばしてハラう。

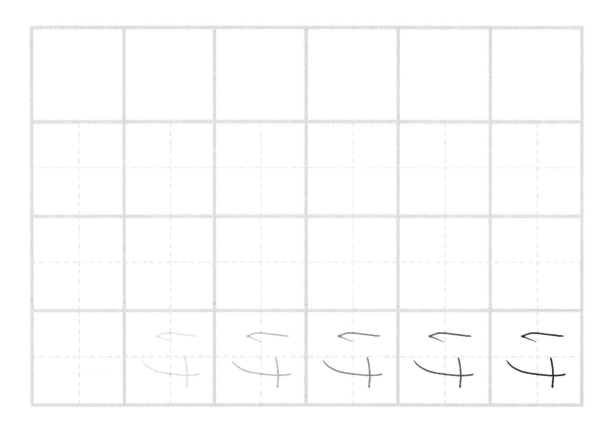

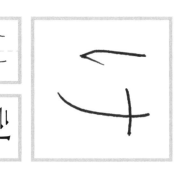

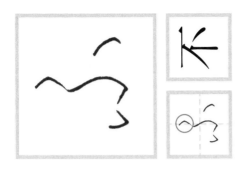

ふ

不

全体的に三角形になるように意識する。一画目の点から二画目、二画目から三画目をつなげるように書く。最後の四画目は少し離して書くとバランスが整う。

第3章

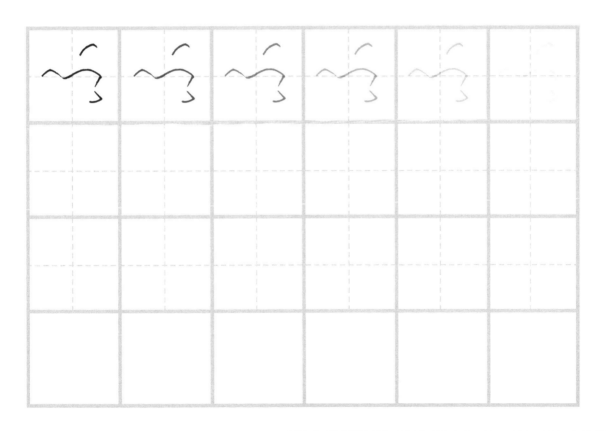

こ

巳

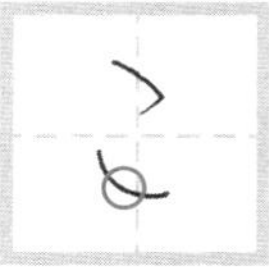

一画目は右下に向かって書き、二画目につなげるイメージで。二画目はカーブをつけて一画目と向き合うように書く。一画目と二画目の間隔を広くとるとバランスが整う。

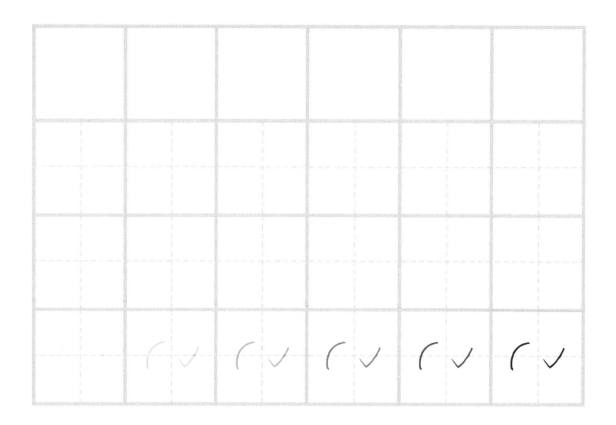

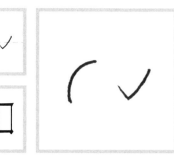

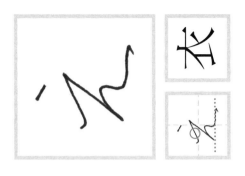

え

衣

一画目の点は中心線の上に右下に向けて書く。
二画目は右上がりに横線を書いて軽くトメる。
まっすぐ左下に書き、折り返して右上へ。まっすぐに下ろし最後は小さくハネる。

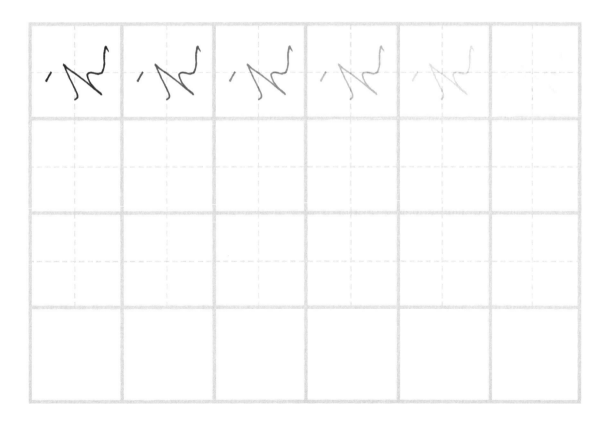

て

天

て

書き出しの横線はカーブをつける。折り返し、右下に向かってそらしながら書く。最後は上にあげてトメる。

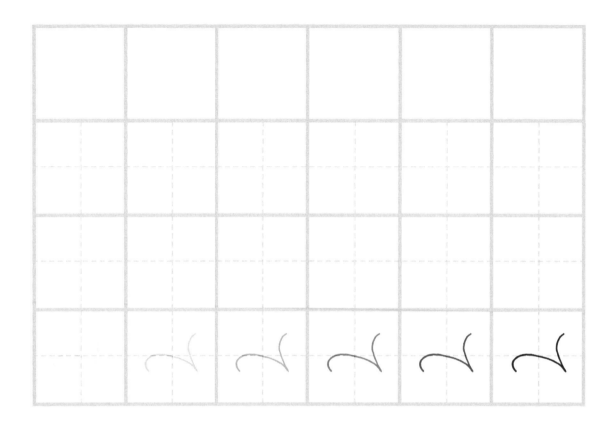

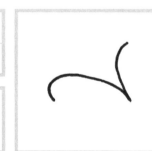

あ

あ　安

一画目はカーブをつけて右上がりに書く。二画目は内側に向かって丸みをつけて書き、ハネる。三画目は左下で軽くトメ、斜め右上がりでゆったりと弧を描くようにする。最後は静かにハラう。

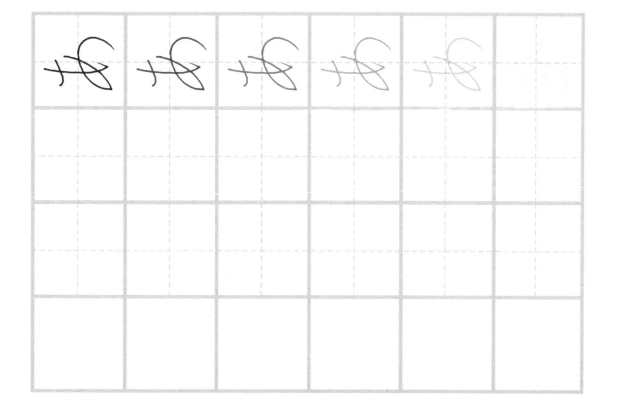

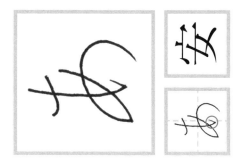

けふこえてあ

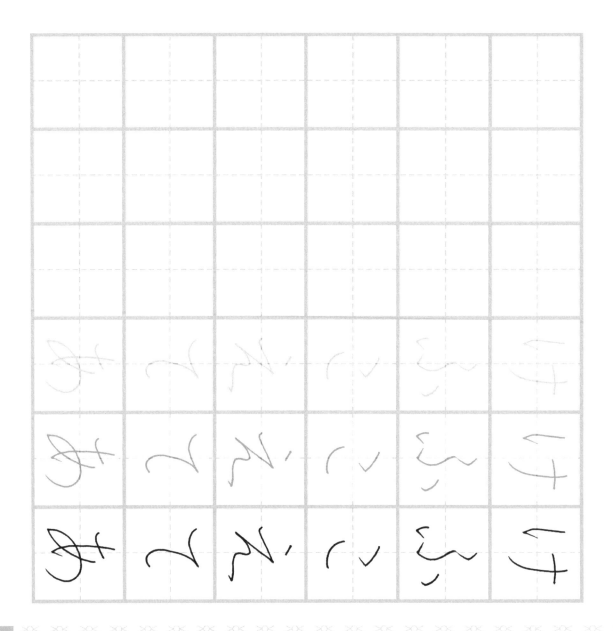

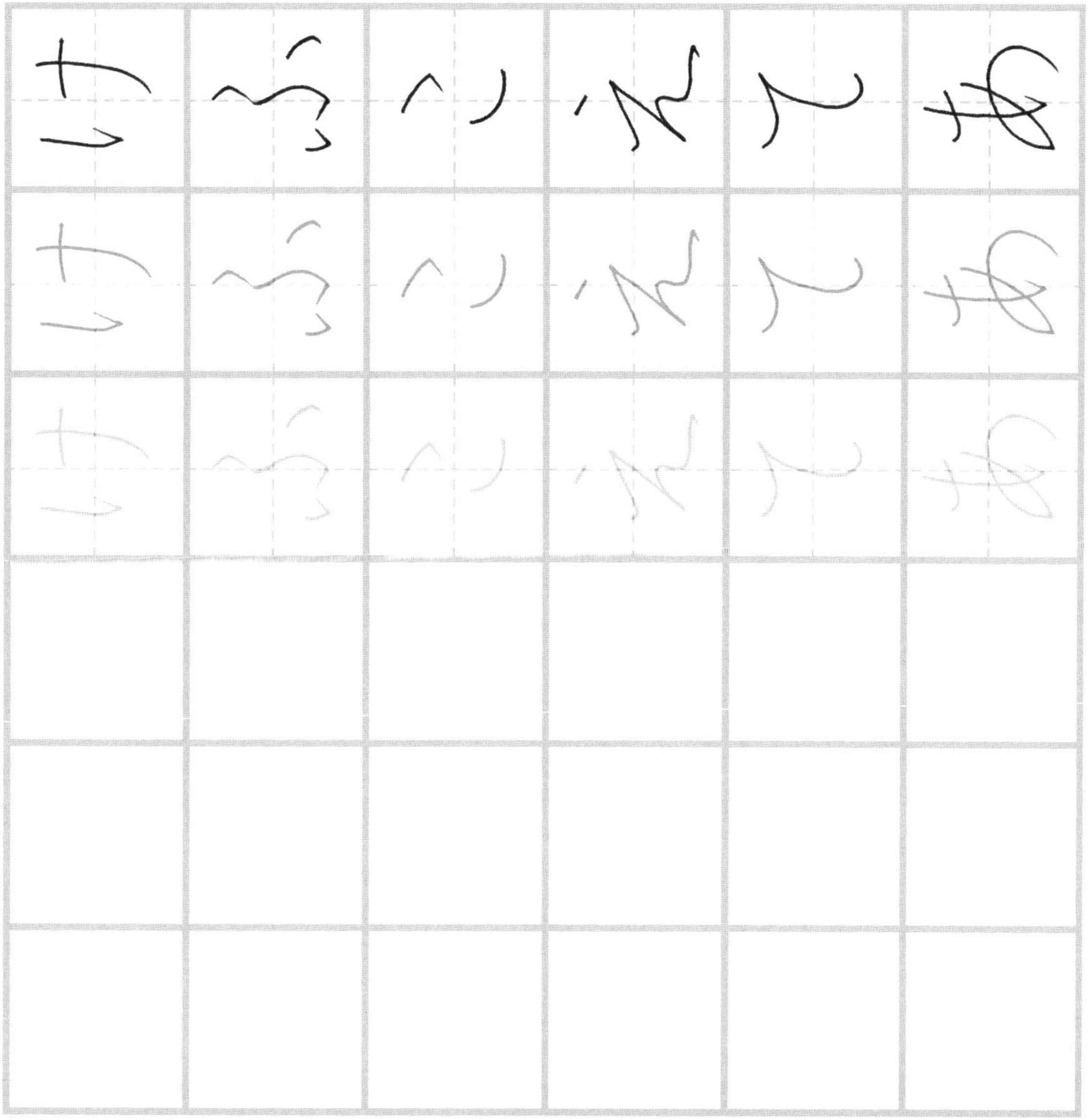

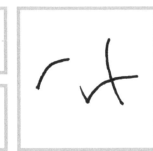

左

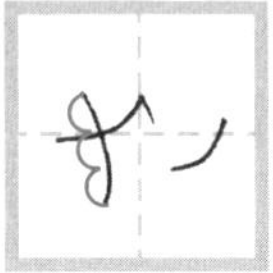

一画目は少しカーブさせながら、やや右上がりに。二画目は一画目の3分の2右位置を通るように書き始める。二画目の縦線はそらしながら書き、しっかりとハネる。ハネと三画目の書き出しがつながるイメージで。三画目の書き終わりの位置を二画目と縦にそろえるとバランスが整う。

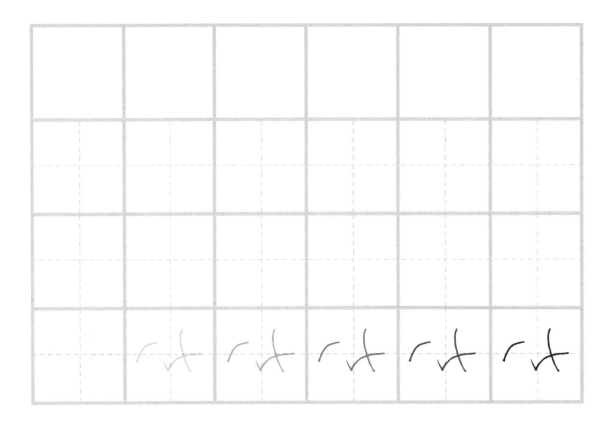

き

幾

一画目と二画目は右上がりに向き合うように、二画目を長く書く。三画目は一画目に二画目の3分の2の位置を通るように、少し内側にカーブさせて書いてハネる。ハネから四画目につなげるようなイメージで書き、最後はトメる。

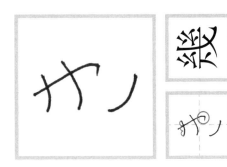

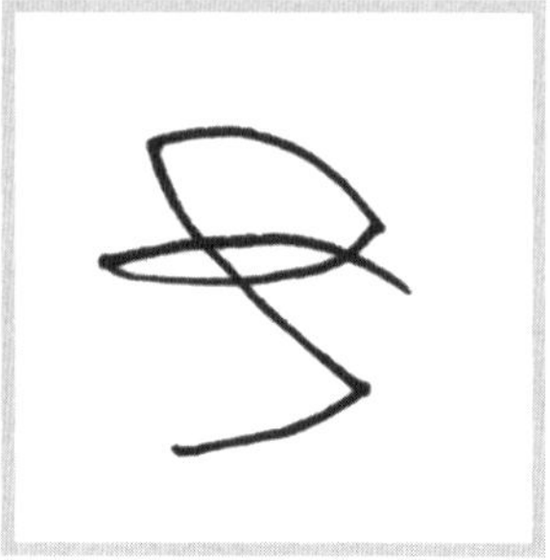

由

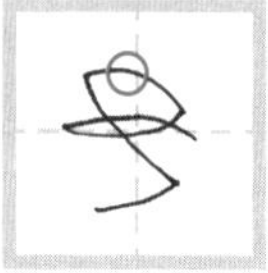

一画目はやや低い位置から書き始める。角度をつけて右斜め上へ向かって書き、少しカーブをつけながら下ろす。折り返して中心点の高い位置まで書く。折り返して丸みをつけながら下まで線を伸ばし、最後は静かにハラう。

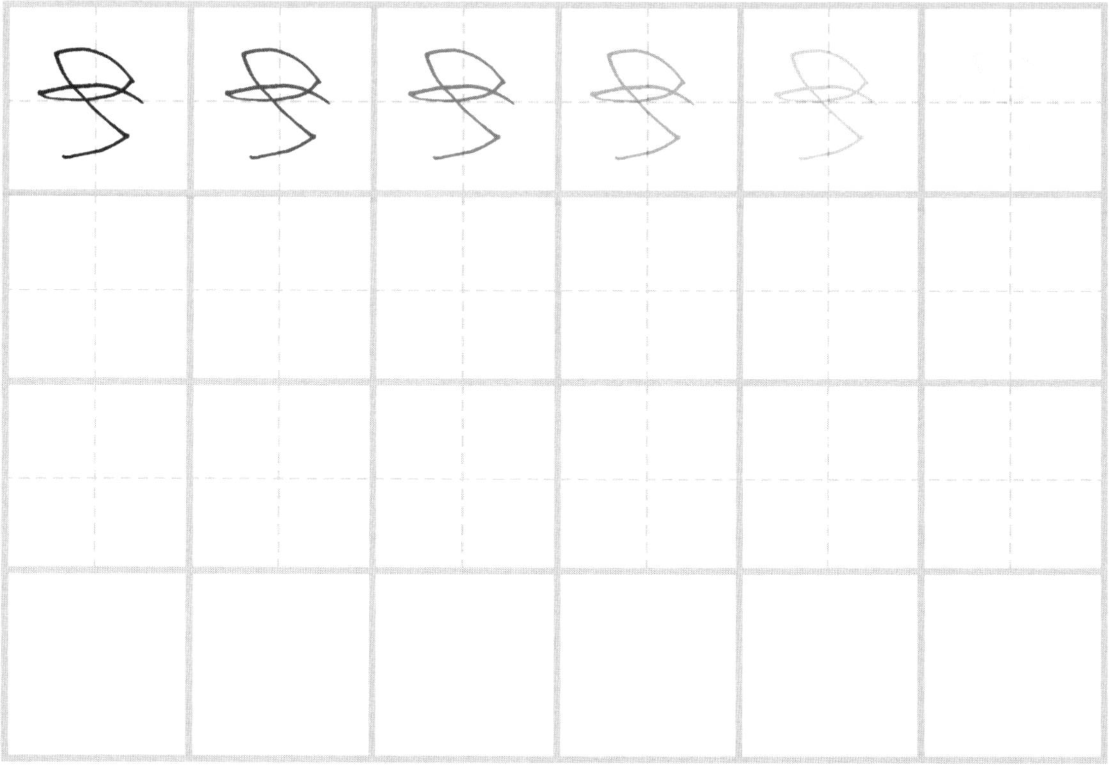

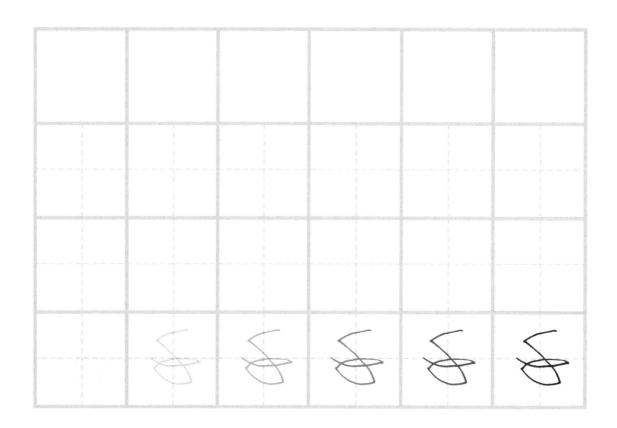

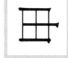

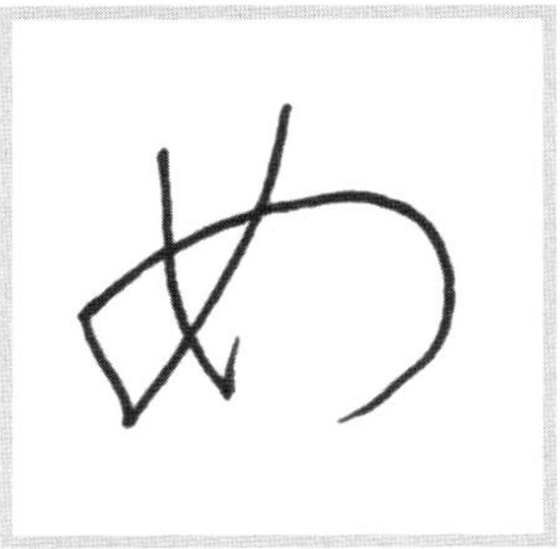

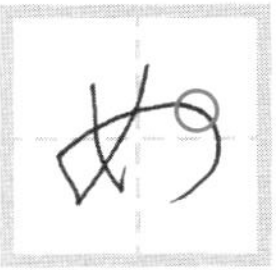

女

一画目はやや丸みをつけて書きハラう。二画目の書き出しは一画目の書き出しより上の位置から始める。斜め左下に向かってカーブさせながら書き、軽くトメる。角をつけながら左上に向かって書き、弧に続ける。弧は大きくペン先を回してふっくらと。最後は静かにハラう。

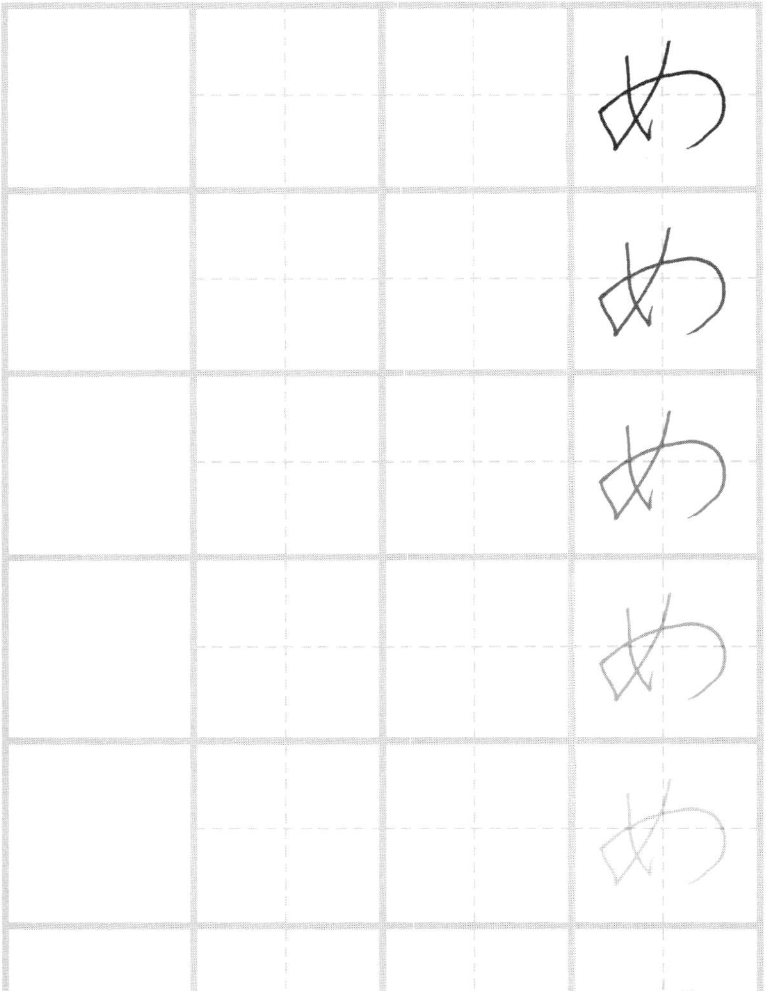

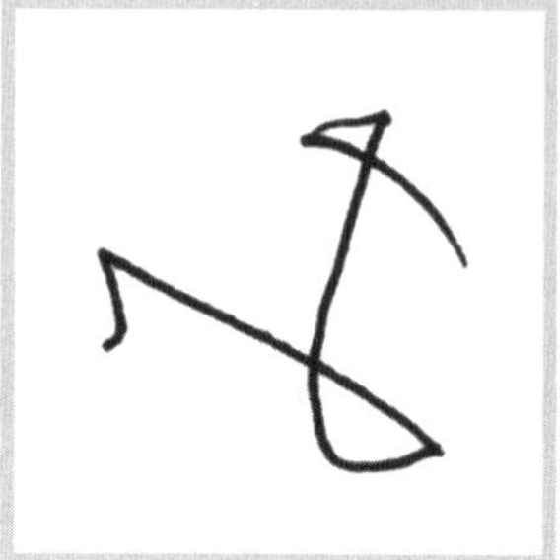

美

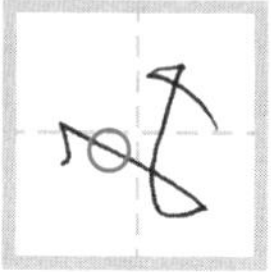

書き始めの横線は右上がりに短く、中心で軽くトメる。折り返して左下方向に線を下ろし、短く真上に上げる。右下に向かって横線を長く書き、角をつくって二画目につなげる。三画目は内側にカーブさせて書き、最後は静かにハラう。

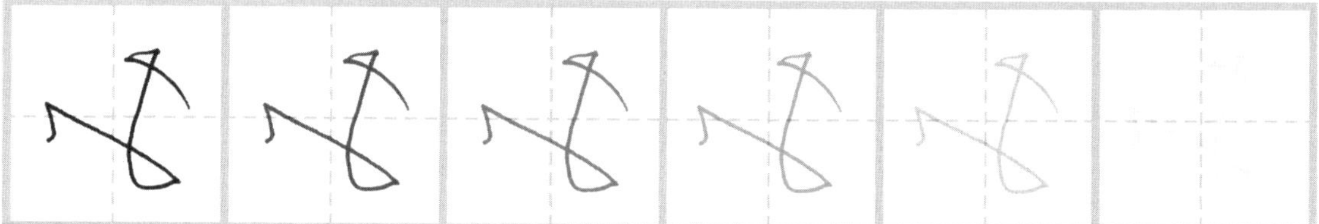

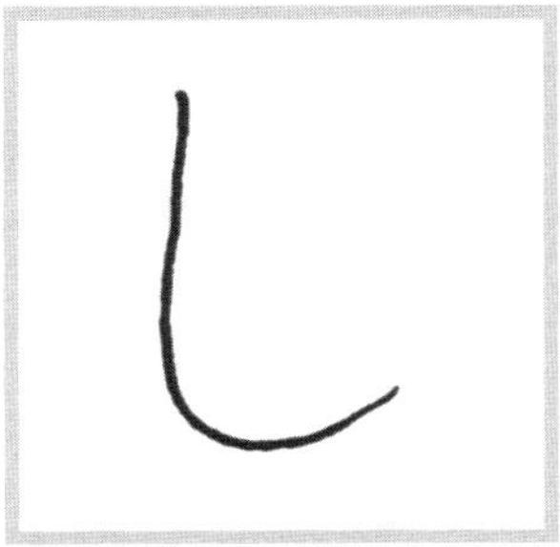

之

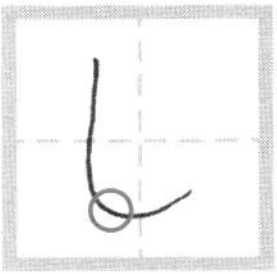

中心線より左側から書き始める。ややカーブをつけて下に長く下ろして書く。下から斜め右上に向かって書き、なめらかにハラう。

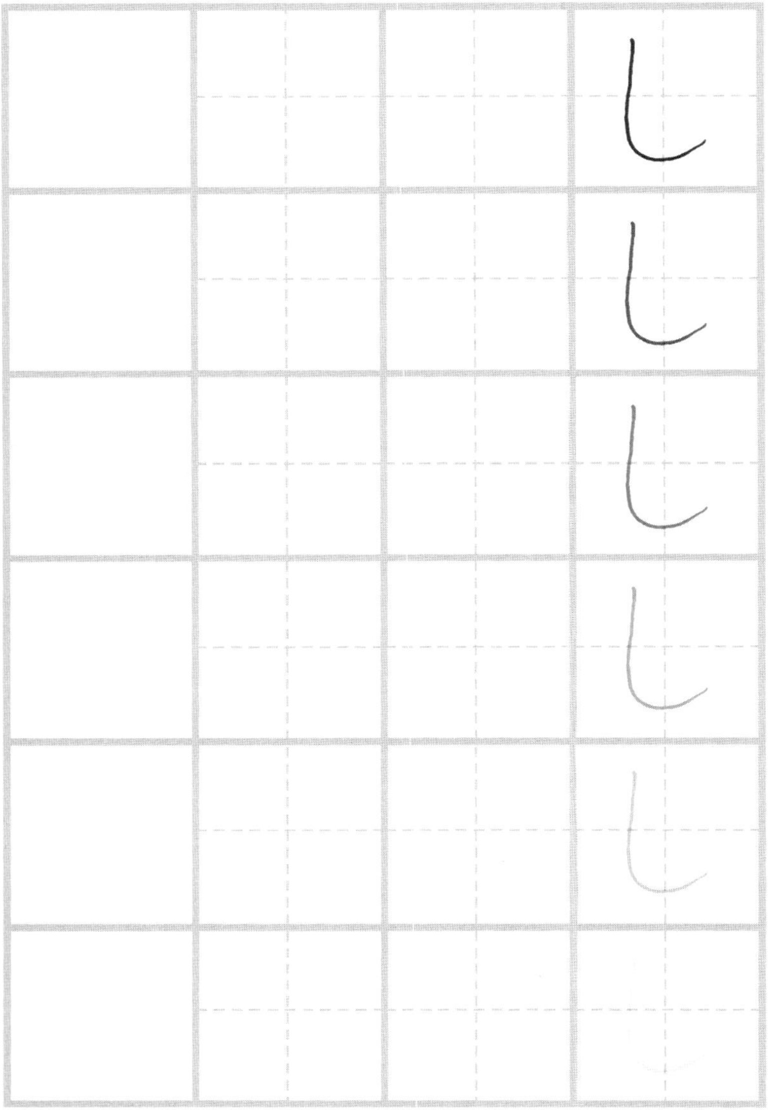

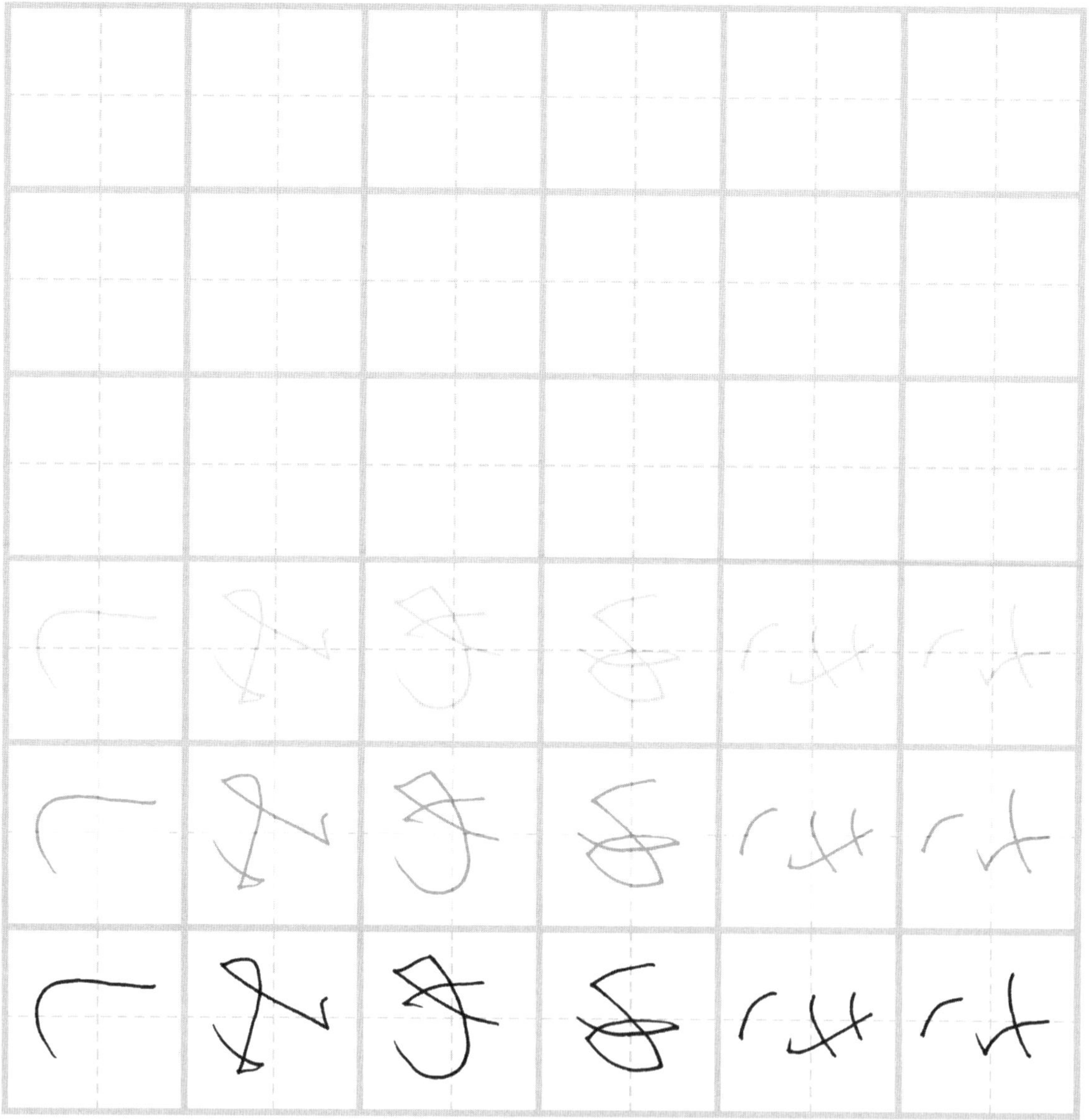

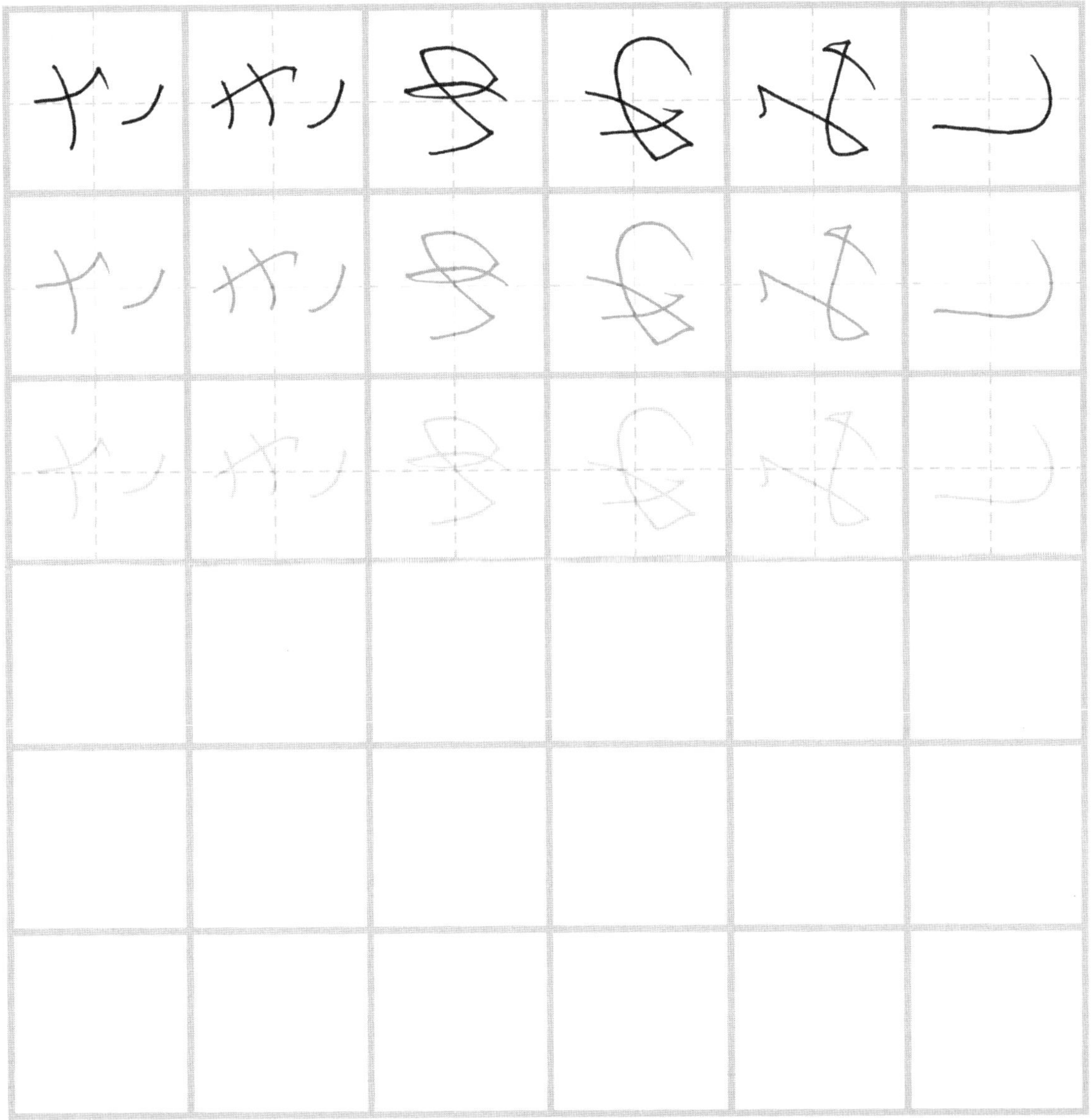

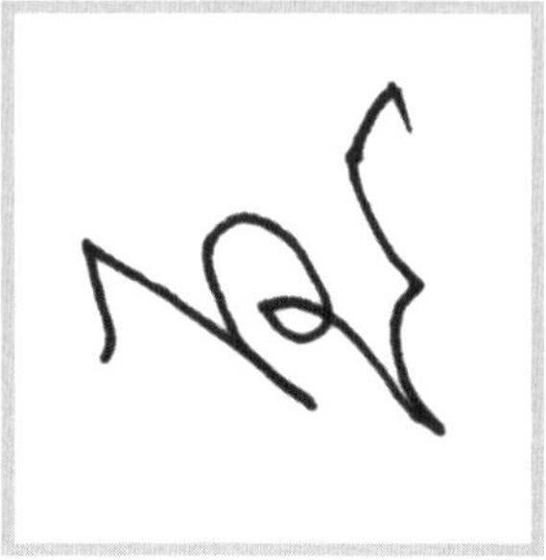

恵

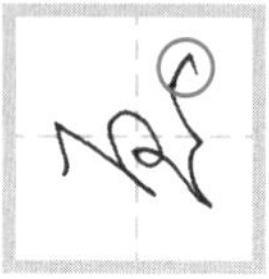

一画目は中心より左から書き始め、やや右上に向けて書き、軽くトメる。左下へ下ろして折り返し丸みをつけて結びへつなげる。結びは小さめに。「る」と同じだが、ややつぶして書いて次へつなげる。書き出し位置より左まで線を引っ張る。リズミカルに小山を二つ、うしろの山のほうが大きめに書く。

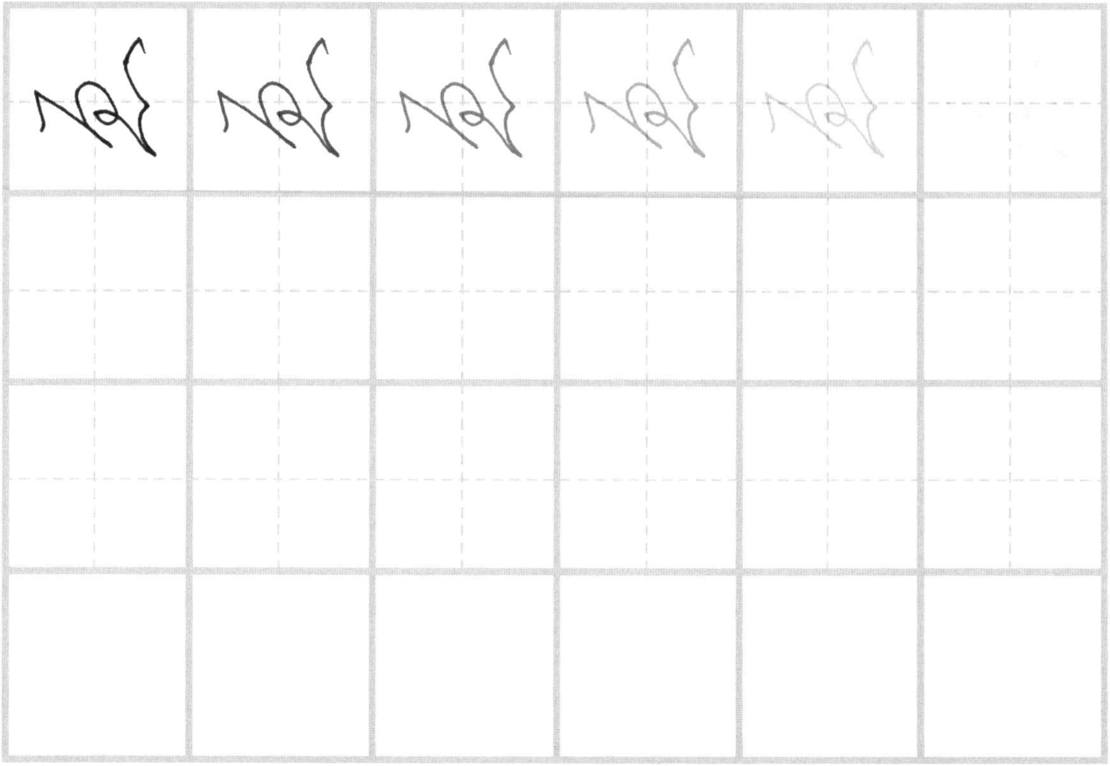

ひ

比

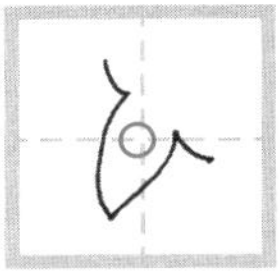

書き出しは少しそらせて右下へ短く。折り返してカーブさせながら中心に向かって下ろし、軽く角を作って右上へ。右上で軽くトメ、角度を広くとって右下へ。右下へ向かう線は、書き始めの線と同じ長さに書くとバランスが整う。

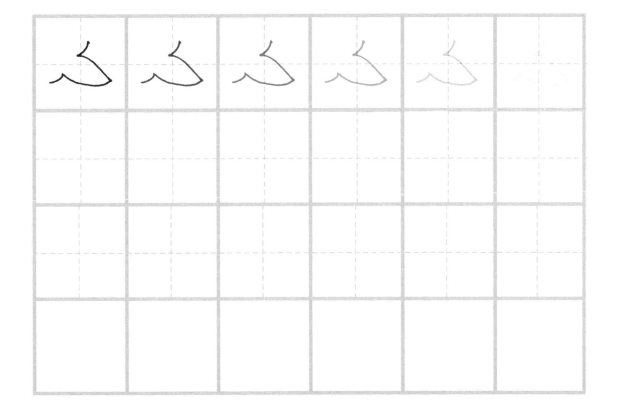

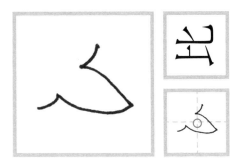

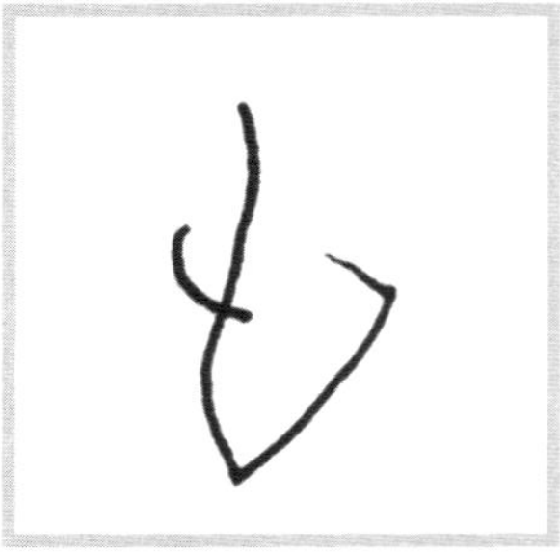

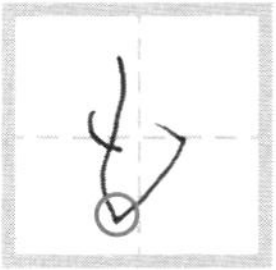

毛

一画目は少しカーブさせながら下へ書き、いったんトメる。次に右上へもっていきハネる。三画目は少しカーブをつけながら書く。

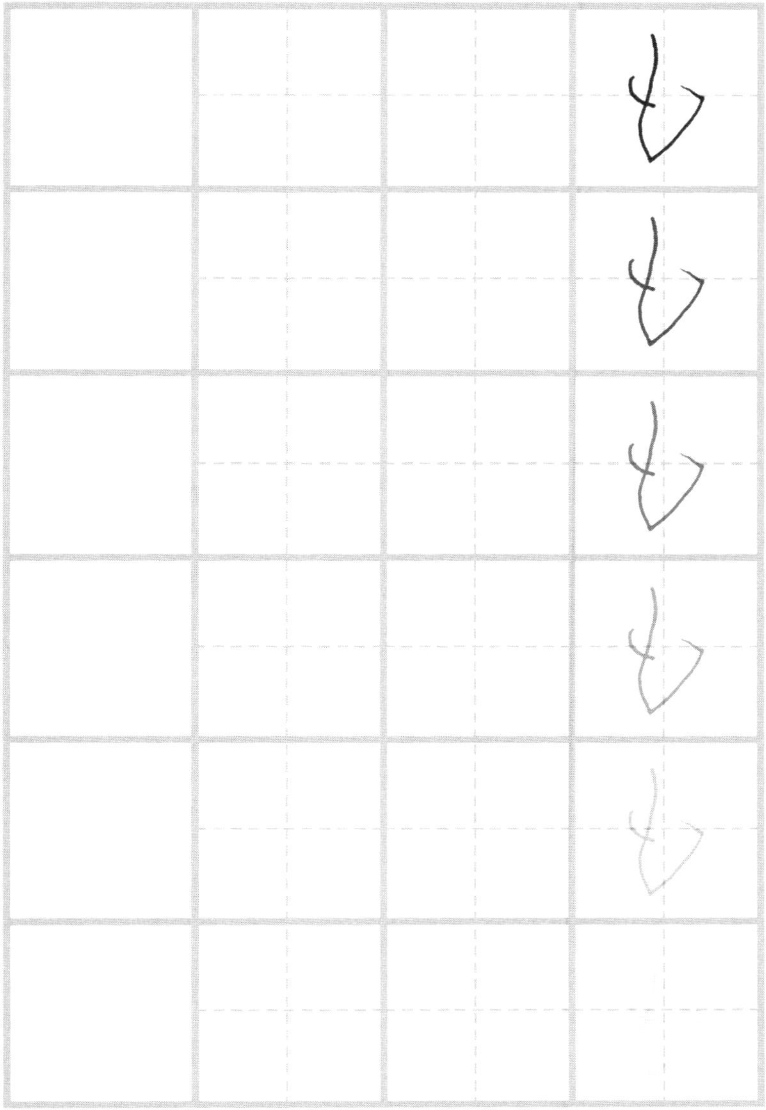

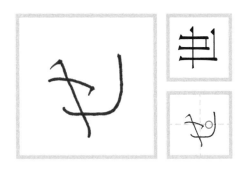

せ

世

一画目は低い位置から右上に向かって横線を書き、小さくハネる。二画目は短く内側にカーブさせながら書き、小さくハネる。二画目のハネと三画目の書き始めをつなげるイメージで。三画目の横線は水平にする。

せ
せ
せ
せ
せ

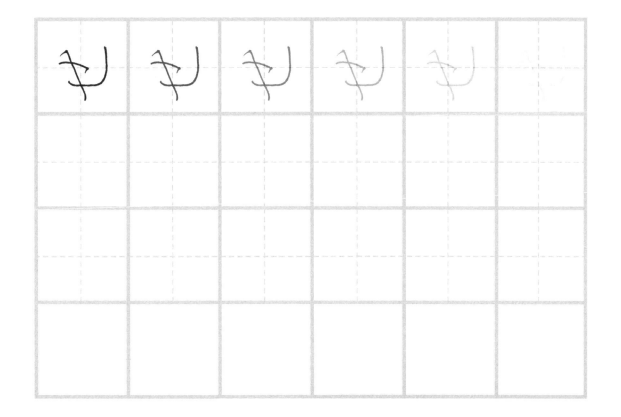

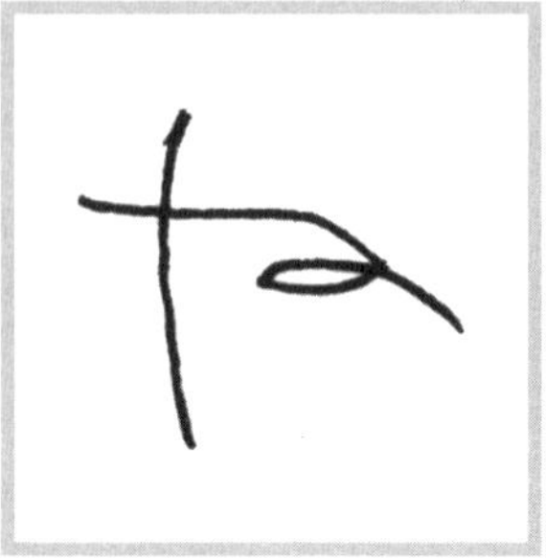

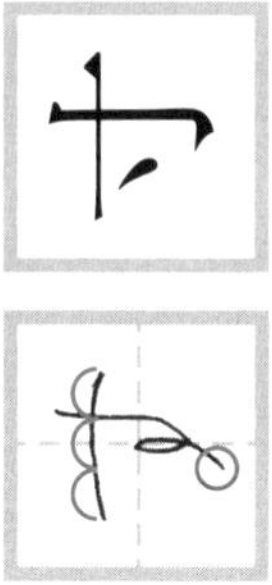

一画目の横線はややカーブしながら長めに書く。二画目は一画目の横線の３分の２の位置から書き始める。少しカーブさせながら下ろし、最後は内側にハラう。

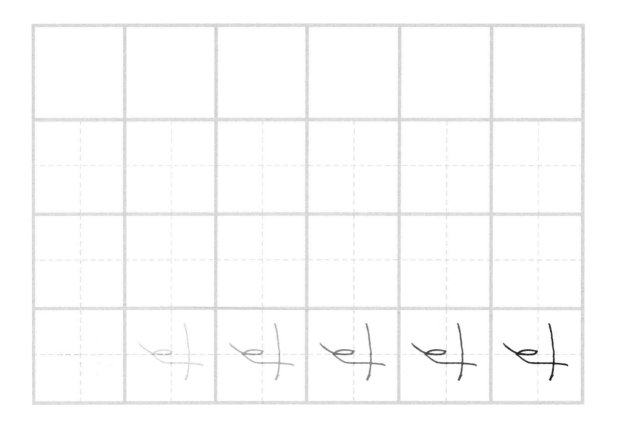

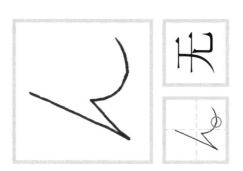

无

中心点から書き始め、左下にむかってまっすぐ書く。左下で軽くトメて、なぞるように折り返し右上へ。山が中心点よりやや左側にくるように書いて、最後はゆったりとハラう。折り返しの下の部分と最後のカーブの下の位置をそろえるとバランスが整う。

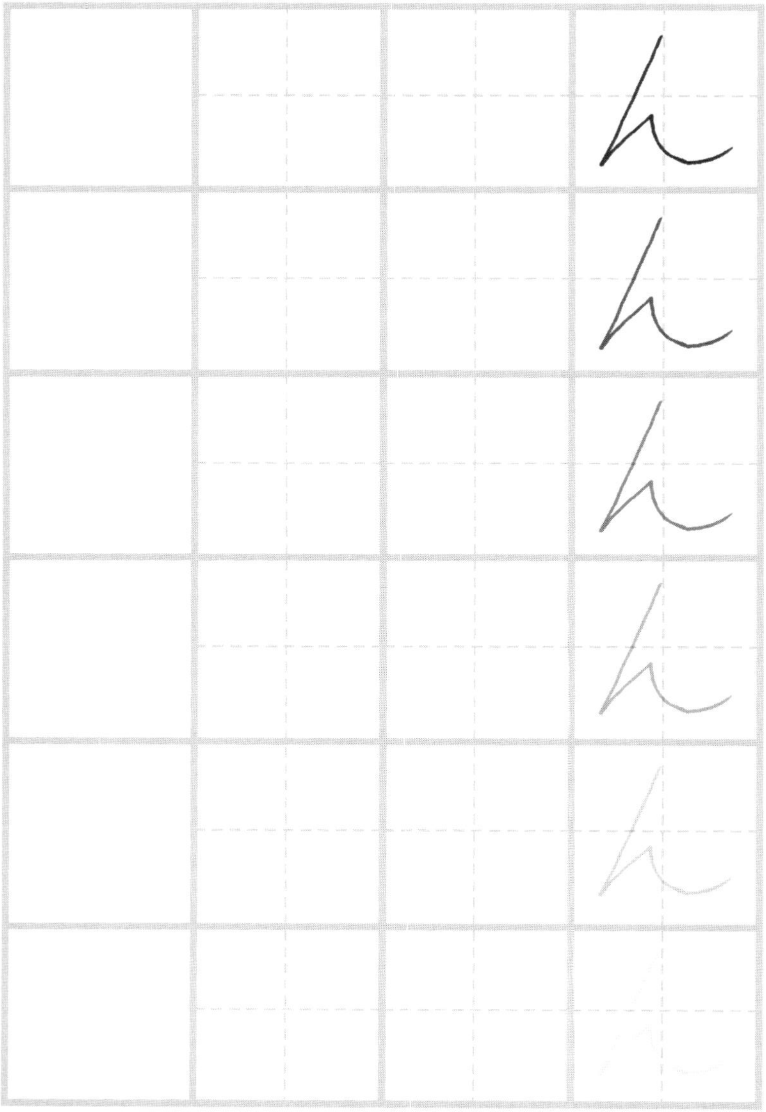

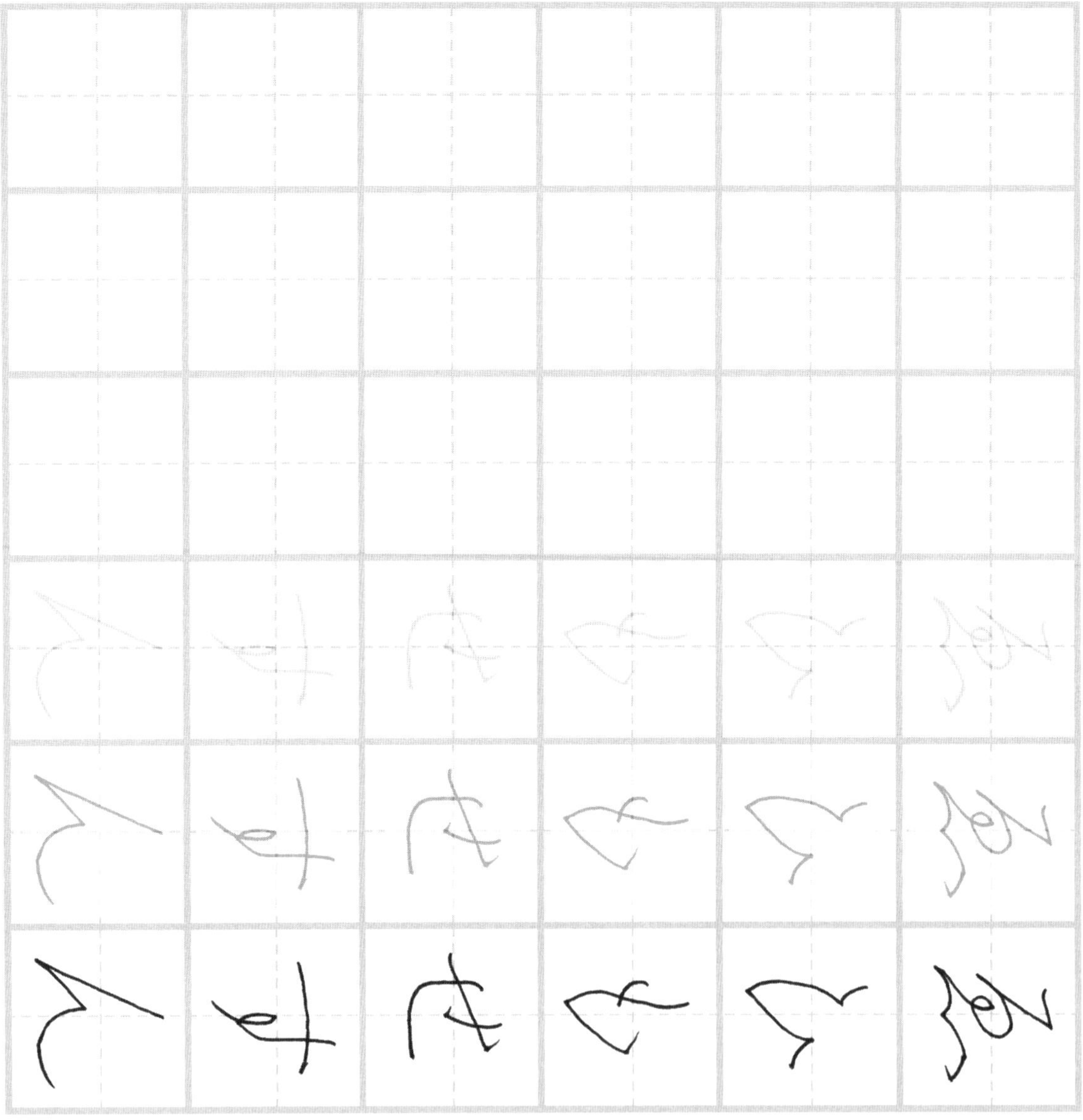

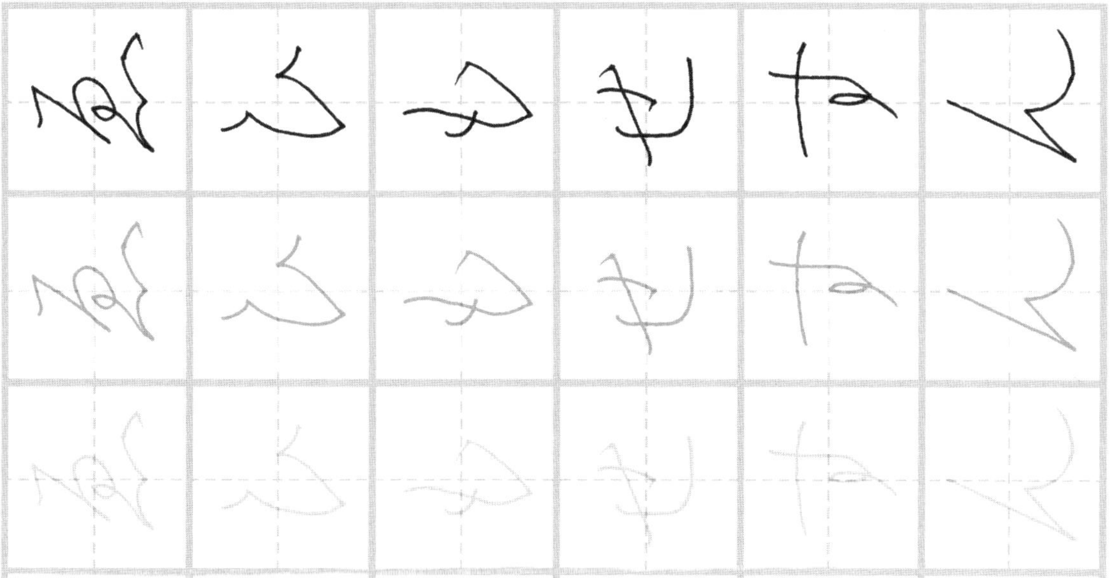

う	む	ら	な	ね	つ
そ	れ	た	よ	か	わ
を	る	ぬ	り	ち	と
へ	ほ	に	は	ろ	い

ゑ	さ	け	ゐ
ひ	き	ふ	の
も	ゆ	こ	お
せ	め	え	く
す	み	て	や
ん	し	あ	ま

メンタルアップ文字トレ練習用マス目

※コピーしてお使いください。

さらにメンタルが磨かれる世界の名言

第4章

ありがとう

ありがとう

ありがとう

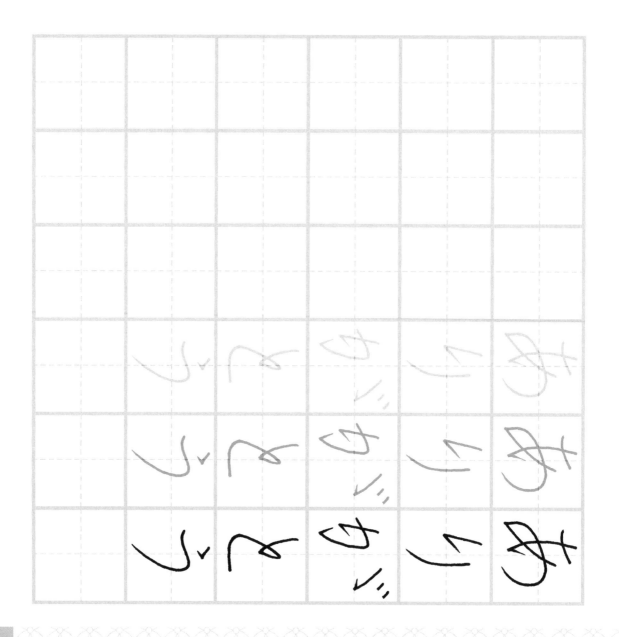

願いはかなう

願いはかなう

願いはかなう

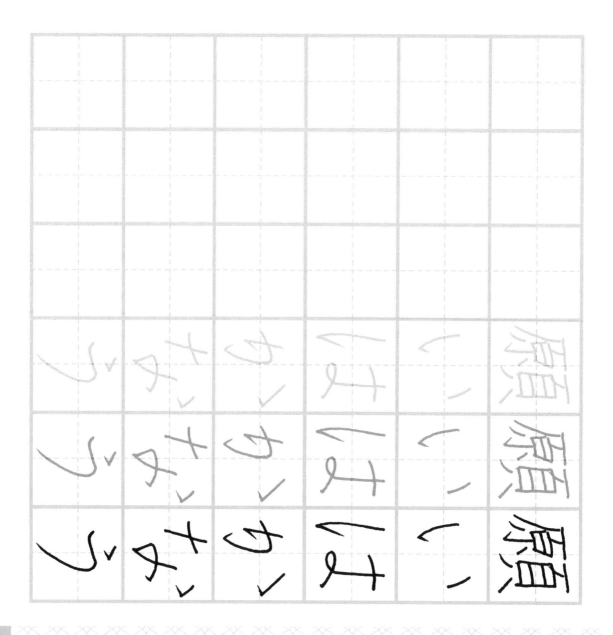

自分を信じる

自分を信じる

自分を信じる

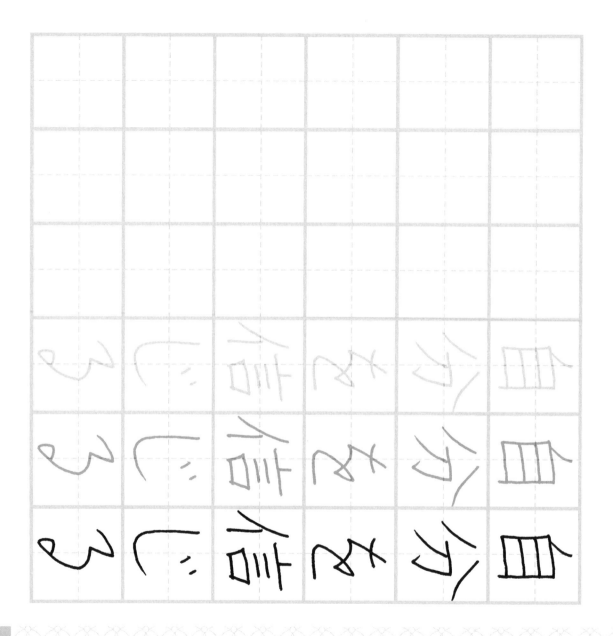

継続は力なり

継続は力なり

継続は力なり

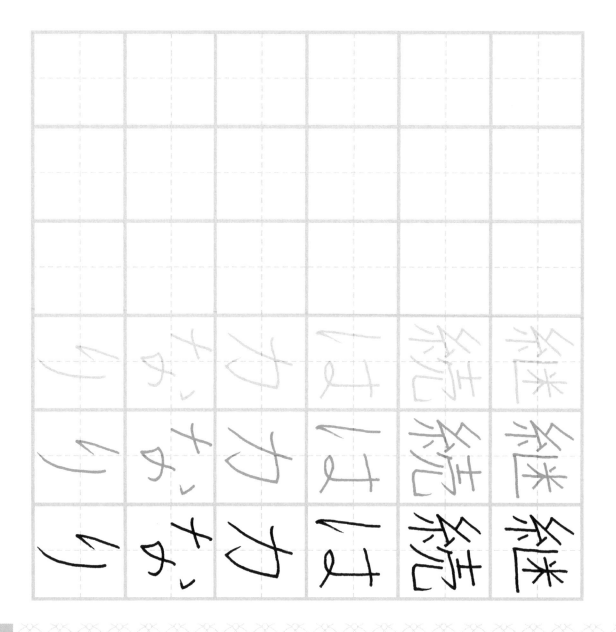

今日も元気に
がんばろう
今日も元気に
がんばろう
今日も元気に
がんばろう

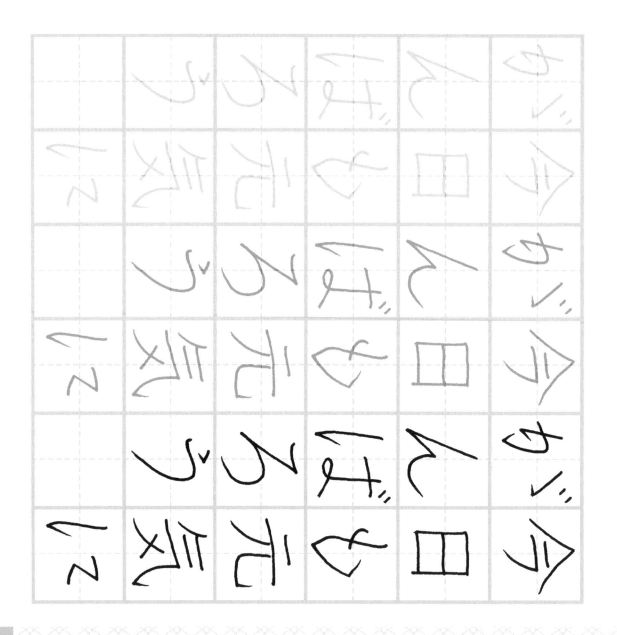

雨にも負けず
風にも負けず
雨にも負けず
風にも負けず
雨にも負けず
風にも負けず

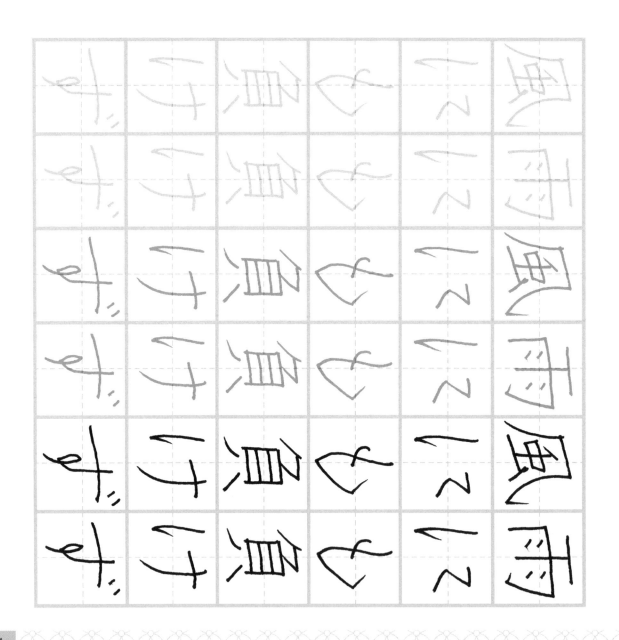

やみ深ければ
あかつき近し
やみ深ければ
あかつき近し
やみ深ければ
あかつき近し

あせらず
あきらめず
あせらず
あきらめず
あせらず
あきらめず

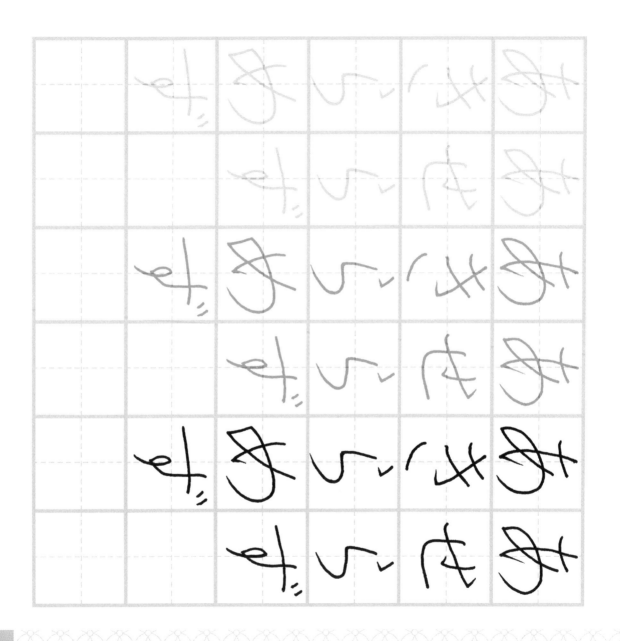

夢を見るから
人生は輝く
夢を見るから
人生は輝く
夢を見るから
人生は輝く

笑う門には
福来る

笑う門には
福来る

笑う門には
福来る

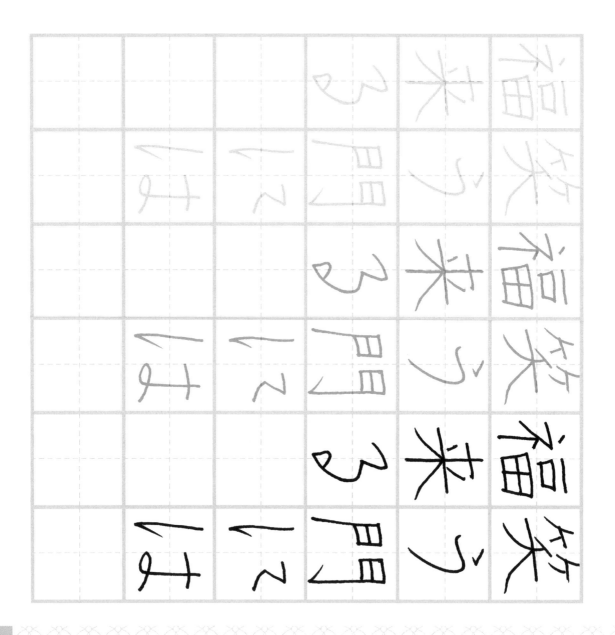

素直に生きる

素直に生きる
素直に生きる

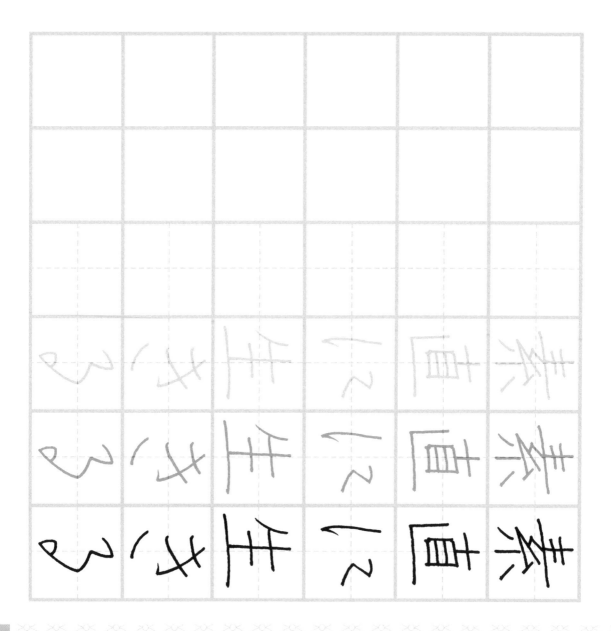

【著者】

石﨑白龍（いしざき・はくりゅう）

筆跡カウンセラー。文字改善指導士。児童筆跡心理研究家。
全日本教育書道連盟理事長。日本筆跡診断士協会理事。
1960年、茨城県生まれ。幼少時代から書道に取り組み、筆跡心理学の草分け的存在である森岡恒舟氏のもと、筆跡診断士の資格を取得。以後、「子どもの書いた文字からその心理状態をいち早くキャッチ」をテーマに、大学、社会福祉協議会、教育委員会、家庭教育大会、幼稚園、小学校、中学校にて講演活動を展開し、２万人以上の子どもの字を診るなかで「子どもの文字のお医者さん」「文字ドクター」と称される。一方、大人の字も８万人以上を診るなかで、認知症予防、スポーツ選手や音楽家のメンタルアップなど、文字から指導。茨城県立青少年会館、鹿嶋市教室、鉾田市教室、日本橋教室などで定期的に「筆跡診断セミナー」「筆跡診断士養成コース」「文字改善教室」「書道教室」を行っている。著書に『書くだけで発見・予防・改善！さよなら認知症文字トレ』（徳間書店）ほか、石﨑泉雨名義による著書に『子どもは文字で訴える』（ワニブックス出版サービス）、『わが子の筆跡で「いじめ」が見抜ける～自信を取り戻させる「文字トレーニング」メソッド』（講談社）がある。
問い合わせ先メールアドレス：cwsbt242@yahoo.co.jp

【監修】

小林弘幸（こばやし・ひろゆき）

順天堂大学大学院医学研究科・医学部教授。
1960年、埼玉県生まれ。1987年順天堂大学医学部卒業。1992年に同大学院医学研究科修了後、ロンドン大学付属英国王立小児病院外科、トリニティ大学付属医学研究センター、アイルランド国立小児病院外科での勤務を経て、順天堂大学小児外科講師・助教授を歴任する。2006年、同大学医学部付属病院管理学研究室教授に就任、総合診療科研究室教授を併任している。専門は小児外科学、肝胆疾患、便秘、Hirschsprung's 病、泌尿生殖器疾患、外科免疫学。日本スポーツ協会公認スポーツドクターでもある。国内で初の便秘外来を開設した腸のスペシャリストであり、腸内環境を整える食材の紹介や、腸内環境を整えるストレッチの考案など、様々な形で健康な心と体の作り方を提案している。また同時に自律神経研究の第一人者として、スポーツ選手、アーティスト、文化人へのコンディショニング、パフォーマンス向上指導に関わる。『医者が考案した「長生きみそ汁」』、『医者が考案した「ラクやせみそ汁」』（アスコム刊）などのベストセラー著書のほか、『世界一受けたい授業』（日本テレビ）や『中居正広の金曜日のスマイルたちへ』（TBS テレビ）などメディア出演多数。YouTube チャンネル「ドクター小林の健康塾」で健康情報を発信している。

企画／構成　丸山あかね
デザイン　坂井栄一（坂井図案室）
イラスト　ゲンジタカハシ
校正　月岡廣吉郎　安部千鶴子（美笑企画）
編集　苅部達矢（徳間書店）

気がつくと自律神経が整う！ メンタルアップ文字トレ

第1刷　2023年4月30日

著　者　石﨑白龍

監　修　小林弘幸

発行者　小宮英行
発行所　株式会社 徳間書店
〒141-8202 東京都品川区上大崎3-1-1 目黒セントラルスクエア
電話　編集03-5403-4344／販売049-293-5521
振替　00140-0-44392
印刷・製本　図書印刷株式会社

ISBN978-4-19-865612-6